解開照護枷鎖

人生必修的長照課，
照顧家人你一定要知道的事

陳乃綾——著

目錄

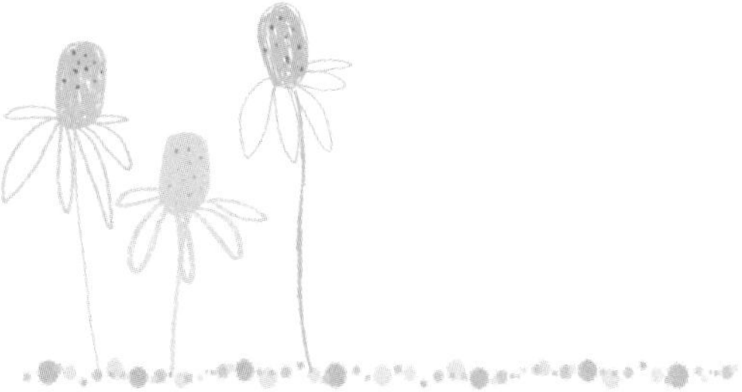

我和你一樣，正在面對父母的老去

回想我寫這本書的初衷，是想寫出一點能讓家庭照顧者覺得安心、暖心、減輕照顧負荷、讓心自由的文字。但我漸漸發現，其實這本書同時也是寫給我自己的，因為我和你一樣，也正在面對父母的老去，也在經歷人生必修的長照課。

我和爸媽分隔在台北與高雄兩地，身為家中的長女，其實內心深處是擔憂的，擔憂著爸媽萬一哪天發生突發狀況，相隔這麼遠的距離我要如何因應？我的生活將如何被改變？我能親自照顧他們嗎？又會面臨哪些照顧壓力呢？在照顧家人的路上，我和你一樣會感到壓力與疲憊，如果能夠有一些事前的心理建設，相信會讓我們更能坦然面對、接受家人生病的事實進而能著手因應。

我能做的，是做好面對父母的老去準備，每一天花時間好好照顧自己、善待自己，為的是讓自己有穩定的情緒、清明的思緒、健康的身體，才有能量去照顧其他家人。我學習接受自己的不完美，這樣我才能接受父母老去的不完美。

誰能夠跳過人生必修的長照課呢？逃得了算你幸運，如果逃不了，是不是可以提早準備呢！如果可以好好的修練這門照顧功課，是不是就可以鬆開照護的枷鎖。在照顧家人的路上，我認為最該被關心的是照顧者，你好，被照顧的人才會好。

花開花謝終有時，人生沒有不散的宴席，因此更提醒我們珍惜當下、把握可以陪伴家人的時刻，因為人生實在是說長不長、說短不短。

這本書終於走到最後，但是台灣社會對於長期照顧的家人學習才正要開始。感謝一路走來，所有身旁遇見的長照家庭與照顧者，因為你們讓我有機會先選修這門長照課。

感謝四塊玉文創的總編輯增娣與行銷總監增慧，願意給我貢獻自己的機會。感謝編輯小淵溫柔地陪伴我完成這本書，有你在總讓我感到安心。感謝我的老師李孟芬教授、陳景寧秘書長、朱偉仁執行長以及朱為民醫師幫我寫推薦短文。

感謝我的朋友雅涵、美珍、婉君，在長照的路上陪我同行。感謝我的婆婆和小姑常常在我工作時照顧我的小孩，無怨無悔的付出。感謝我的爸媽無條件的愛我、支持我，讓我成為一位溫暖、有同理心的人。

最後感謝我的先生托比，從不給我壓力默默地支持我做任何的事情，讓我可以安心地成為我自己，謝謝你。

願你我都可以在照顧家人之餘，也好好照顧自己。

為保護個人隱私，案例皆經過改編撰寫而成。

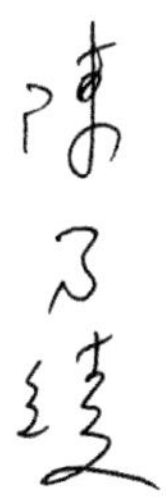

第一章 學習面對家人的衰老與病痛

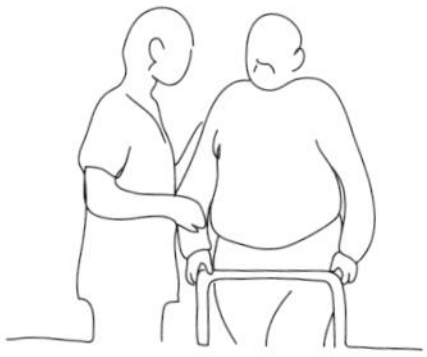

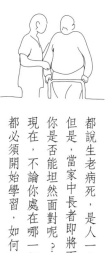

都說生老病死，是人一生中的必經歷程。
但是，當家中長者即將面對衰老、病痛以及死亡時，
你是否能坦然面對呢？
現在，不論你處在哪一個人生階段，
都必須開始學習，如何面對家人的衰老與病痛。

三個必須「認清」的照顧事實

唯有接受，才能好好面對老去的日常

我們總是樂見新生，對於人生必經的老、病、死，總是能迴避就迴避。用各種方式延緩老化，面對病痛總是愁容，更別說死亡了，儘管難免哀傷，但這都是人生必經之路。唯有認清，並且接受，才能在長期的照顧路上，走得坦然。

在我諮商的對象中，不乏中年照顧者，面對著自己邁向老年，同時看著過去照顧自己的長輩，受著病痛折磨，一天一天地衰老，心理上的調適確實不容易。身為諮商心理師，我和你一樣也有面對父母老去的功課，比較優勢的可能是心理上的調適能力吧！比較容易看清楚生命的樣貌，「認清」需要接受的事實，提早做準備，減少措手不及的焦慮感。其實，你也可以從現在開始練習，逐漸認清生命進展的必

然樣貌。

試著想想，如果你正要走過一座橋，先走過的人告訴你，這條橋中間可能會遇到三個坑洞，要小心別摔倒了。那麼當你看到坑洞時，就不會產生「為什麼有坑洞」的抗拒心情，很容易去接受橋上有坑洞這件事。照顧也是，如果先認清一些事情，就可以減少心理上的衝擊，更能坦然接受，並且著手來因應。

老病死，其實就是人生路途上的坑洞。不論是自己的老去，或是需要照顧生病的家人，都是必需要面對的事實。

第一個認清：每個人都會老、病、死

阿豫從小就有紅斑性狼瘡，這類的自體免疫疾病，隨便一個感冒都可能失去生命。近幾年來，已經多次進出加護病房，每次都是在鬼門關前徘徊，幸好都安然過關。歷經幾次進出醫院後，家人也都了解到阿豫的生命隨時都有變化，隨時都有可能離開，阿豫自己也明白，因此總是堅強，也必須要堅強地活著。

就在他三十歲生日時，大家決定暫時拋開各種擔憂，一起去沖繩玩，做好各種準備後，全家一起出發！到最期待的海底隧道看魚群在水中優游自在，欣賞美好的海景，探訪在旅遊書上已經看過好幾次的景點……更重要的是與家人一起出國的回憶。因為對阿豫一家來說，時間是不等人的。

阿豫的家人，早就被迫「認清」阿豫有一天會先離開他們，雖然每個人都會有離開的一天，只是阿豫，會早一些些離開，而這也讓他們更珍惜生命、活在當下，只要她的身體狀況許可，便會努力創造更多和她的回憶。

他們因為病痛正視了死亡的無常，認清了生命終將會有終點，並且接受了，我想這就是「不知死，焉知生」的意思吧！因此，他們有了更多的能量與笑容去累積美好的回憶。

那麼你呢？是否能接受自己終會老去的事實？是否能夠理解無論自己或是家人，病痛可能無法避免，是否能夠有勇氣地提及死亡？如果以上幾個問題，你無法肯定地給自己答案，那麼，你可以從現在開始，慢慢地從「心」去接受生命必然會發生的衰老、病痛，以及死亡。

接受，是最好的方法

美芳前來諮商時，一開頭就不高興的說，剛剛我在捷運上竟然被讓座！顯然他不接受自己的外表看起來已到了長輩等級，不想被歸類為長者、甚至是老人。相信大家對於這樣的例子很熟悉，因為我們對於變老、生病、死亡有太多的負面刻板印象了，以致於我們對老去沒有準備，我們甚至拒絕老去。

當發現自己臉上的皮膚下垂了，我們買昂貴的保養品讓皮膚不要有皺紋、染黑長出的白髮、不想在公車上被讓坐、不想被稱為「婆婆、伯伯、大嬸……」有關於「老」的一切大家敬而遠之。所以現在整型好流行也愈來愈普遍啊！花個幾萬塊，就可以減少個幾歲，看起來更年輕，畢竟青春的味道，沒有人不喜歡的。

在拒絕老去的背後，有許多的擔心、害怕、挫折、無助、茫然……對於愈來愈不聽使喚的身體感到失望、感嘆、悔恨……擔心老了不能走了，誰來照顧我，會不會被拋棄？會不會一個人孤單寂寞的老去？害怕老了身體多病痛，成為家人負擔，不再被喜愛。但如果能轉個念坦然接受自己就是個長輩，或許會樂得可以被讓坐休息呢！

如果生、老、病、死，是人生的必經過程，就像橋上的坑洞，你無法彌補，那麼就接受過來人的建議，做好面對坑洞的心理準備！因為這些終究會到來，只是遲早的問題，不能坦然面對，受苦的會是自己。很多事情，一旦看清了，就能接受了，一旦接受了，心就不苦了。

第二個認清：照顧，是必然會面臨的功課

美齡來找我諮商時，說著自己總是可以一人處裡很多事情，不太需要請求別人的協助，漸漸地發現，也因為自己太堅強獨立了，反而讓旁人不知道如何親近她。四十歲了，她開始學習適時地「依賴與示弱」，不用什麼事情都自己來，也不需要什麼事情都會，有時候，也給旁人一點「表現的機會」，慢慢習慣偶爾可以「被照

顧」一下。

其實人本來就是群體動物，原本就有著互相幫助的本能。不論在家庭、學校、職場中，甚至是陌生人，相互照顧、幫忙都是有的。那麼，怎麼哪天需要照顧家人或是需要別人照顧時，反而彆扭了起來呢？

人的一生，不是照顧他人，就是被家人照顧。有時，人與人的關係，是互相麻煩來麻煩去、互相照顧來照顧去，否則各自獨立行事，可能就疏遠了！

照顧不只是實際的「勞力看顧」才是照顧，還有心繫被照顧者的「勞心」，以及經濟付出等等層面，所以你要當照顧者、還是被照顧者呢？可以的話，大家都不想成為要需要別人幫忙把屎把尿的人吧！

所以，當你還有能力照顧家人時，要慶幸自己還算健康、還可以行走、自行如廁、不用包尿布、不用把食物打成泥來吃……還有一點身為人的尊嚴與選擇權，不用看別人臉色來度日。

感謝自己還有能力，照顧家人，不管用什麼形式的付出都好。如此一來，照顧的辛苦可以稍稍轉化成正向的肯定，照顧的每一天，會更踏實愉快些的。

第三個認清：你，並不是萬能的超人

阿滿現在六十三歲，正在考慮要不要退休之際，媽媽卻車禍半身不遂從此臥床需要人照顧，與哥哥姐姐討論後決定退休在家裡照顧媽媽。

哥哥是醫療器材公司的業務，所以會依照媽媽的情況來挑選適合的輪椅與醫療床，尋找讓阿滿在協助媽媽從輪椅到醫療床的轉移位的輔具，減少身體的負擔與受傷機會；阿滿妹妹剛好在公部門上班，懂得去了解政府有哪些長期照顧的資源可以運用，並告訴阿滿去哪裡上照顧技巧課程，讓她可以更有技巧地照顧媽媽，妹妹也會偶爾請假換手照顧，讓阿滿有休息的時間，哥哥則是假日的時候攜家帶眷回來陪伴，這都讓阿滿在照顧路上，不至於孤單一人沒有後盾，所以心情上也比較輕鬆，更能好好陪伴媽媽。

所謂：「三個臭皮匠，勝過一個諸葛亮」，例如三個人共同分擔照顧的經濟支出、添購或者租借輔具、輪班照顧輪流休息、尋找各方資源……是勝過一個有智慧的諸葛亮。因為照顧工作，不只是要靠智慧，更需要體力。阿滿一家就是最好的例證。即便你的手足或親友不是正好在能協助的產業工作，也依舊可以大家分工合作，一起分擔的。獨生子女也別嘆息，只要你願意花點時間了解和搜尋，都可能提供照顧者適當的協助。

但是常常見到的狀況卻是「過度疲累、滿心傷痕」的照顧者。一則一則的新聞，都說著照顧悲歌，讓人心生膽怯。細究其中原因，我認為大家對於長期照顧家人感到擔憂，是因為牽涉的層面太廣且複雜，而且對大部分的人來說，是先前不曾有過的照顧經驗，一切都是未知的恐懼。一個人是真的無法獨自負荷及照顧的，而偏偏照顧的壓力，常常因為各種因素落在某一個人身上，讓照顧者的身心壓力負荷過重，實在讓人擔心是否會成為下一則照顧悲劇。

在長期照顧的路上，會有很多不懂、不會、困難以及挫折的地方，都需要去尋求他人的協助，從家人到鄰里長，甚至是政府的長照資源，照顧已經不只是一個人的事情，是整個家庭、整個社會以及國家的要務了！

所以，請別再悶著頭自己扛，因為，你不是超人。

在接觸許多照顧者後，我發現大家不知不覺會把很多責任往自己身上放，可能是出於體恤家人，或是自我的道德感，往往容易「做太多了。」

在這裡建議照顧者，靜下心來，釐清什麼是自己可以做得到的，哪些又是做不到的事情，然後向外尋求協助與資源。如果什麼都自己來，那真是太看得起自己了！照顧者不是萬能，尋求協助是必要的，並非卸責，並非不夠盡心盡力。

諸多社會資源，可參考附錄1長照資源總整理（P.225），給自己一個機會連繫需要的資源，不必什麼都自己來。

心理師的暖心提醒

- 人生必經的老病死無法逃避，如果逃不了，那就坦然面對。
- 照顧人或者被照顧，是必然會面對的功課。
- 照顧者並非萬能，尋求資源或幫助，不必什麼都自己扛。

陪伴，從現在就開始

真正的陪伴是重質不重量

別執著在「時間剩下不多了」、「來不及陪伴了」的擔憂之中。不如就好好珍惜眼前的時間吧！只要立即開始行動，永遠不嫌晚；只要有心，不論計較陪伴的時間長短，有品質的陪伴，可以完全展現你的愛。

你多久回家看爸媽一次呢？不論你距離老家多遠，需要幾個小時的車程，還是走路幾分鐘就能到的路程？相信很多人都是這樣，忙碌的生活讓我們兩、三個月才回家一次，每次待個二、三天一晃眼就要離開了！

那麼回家的這幾天，都在做什麼呢？是不是即使心想著想要多陪陪父母，但是扣掉睡覺、與朋友聚聚、滑手機的時間……一天有沒有和父母相處到半小時？如此一來，換算下來，一年真正陪伴長輩的時間其實只有十幾個小時，真的是少之又少。雖然陪伴是重質不重量的，但從今天開始，請用心想想，怎麼讓這幾個小時的相處更有意義、愉悅、有話聊。

老人家的叨唸背後，藏著陪伴的需求

會不會常常在要離開的前一、兩天，正當要和朋友出門時，家裡的長輩就會說：「回來都陪朋友哪裡是陪我？你不是說要教我用手機？都快回去了！」看似指責，其實長輩是在訴說著：「多陪陪我，好嗎！」

但是，當你開始約長輩們到家裡附近餐館吃飯、逛街時，又會聽到：「外面不乾淨、不衛生、不安全、外面貴又不好吃、習慣吃自己煮的，比外面好吃。」或是「想睡午覺、天氣太熱太冷、又沒有要買什麼。」的回答。尤其是許多為了子女犧牲掉自己的媽媽們。

你是不是常常覺得你的熱情邀約，總是被拒絕，而感到心灰意冷？其實長輩們很有可能是因為長久的習慣使然，也許你可以故意說說：「要約妳出門很難約ㄟ。」

相信幾次之後，她就不好意思再食言而肥，只好換上衣服一起出門探險。有了成功的「約爸媽出門經驗」後，一起體驗到新的生活方式、有別以往的相處時光，之後也就更容易再一起出門了。

但也可能發生，你以為長輩們會喜歡的行程安排，並不是長者需要的。可能子女不在身邊的這幾年，爸媽開始會去家裡附近的學校跑操場，或是有定期的活動會參加，不如，這時候就放下你的計畫，陪著家人一起，不管是去公園一起運動、跑操場，或是陪伴出席活動等等，請以長輩的需求為主！這才是真正的陪伴，**讓長者沒有壓力的做自己，而不是在適應子女的生活。**

「重複的話」其實有意義

身為在外工作、生活的子女，一定常常接收到不少來自父母的叮嚀。「怎麼不回來高雄住呢？在台北房子好貴，回高雄我可以幫你帶小孩。」、「還是不要太晚回家、要注意身體、早點睡覺」、「天冷了，記得多穿一點。」、「冰的東西少吃」、「菸少抽一點」……。

你是不是也會覺得有點不耐煩，甚至覺得都已經離開家這麼久了，甚至都有了自己的家庭，爸爸媽媽還是繼續在講同樣的話呢？即便有著不耐煩，但也請靜下心來感受這些話背後的意思。

這些話都代表著，家人對你的擔心與關愛，雖然會帶來壓力與無奈。這些重複的話、無限的擔心不免讓人想逃離。但是，其實這些聽起來刺耳的話，隱藏在背後的是家人因為愛你、是想要你過輕鬆快樂的生活，是想要你幸福安定，才不斷重複的話。頓時，這些重複的話，就可以比較平常心看待了。

長輩常常講重複的話，不要只是以為他們老了、健忘、失智，這些重複的話有其他的意思，在和你表達他在意的事、擔心的事、放不下的事，你不用急著反駁、爭辯，讓長輩說吧！**他可能只是在抒發焦慮，多點耐心與傾聽吧！**

✠ 陪伴的小技巧

陪伴爸媽真的不難，只要帶上你的真心，加上一點小技巧，就可以事倍功半。

◎ 多點耐心與傾聽，就像對朋友那樣

我們常常對外人的耐心比家人多，對家人容易表現出直接的情緒與不耐煩，但是對爸媽來說，他只是想要和你講講話、關心你：「吃飽了沒、天冷多穿點、少喝飲料不健康、早點睡別熬夜……」我們聽了覺得煩說：「不要再唸了！」有時爸媽會很無奈加上委屈地說：「我只是在和你講話而已，怎麼就說我在唸呢，我都不知道怎麼講話了。」

我們能否把對朋友的耐心也用在家人身上呢？不能因為家人會包容我們，就隨便對待，別本末倒置傷了無怨無悔付出的家人。爸媽對孩子的關心容易成了叨唸，我們會覺得：「你為什麼就不能好好講話、為什麼口氣不能溫暖、聲調不能輕點、不能用我訊息表達？」但我們忽略了，在爸媽的年代裡並沒有上親子溝通、家庭親

密關係的課程，用我們的標準來期待父母可以好好說話、溫柔表達，有時候真是難為他們了，如果可以選擇，誰不想用更好的表達方式來增進親子互動呢。

◎ 多噓寒問暖，長輩喜歡被關心

「媽，你吃飯了沒、你在幹嘛、今天去了哪裡？」雖然覺得像廢話，但是對長輩來說是很需要這些噓寒問暖的關心，也許你覺的問這些幹嘛、有什麼意義，其實講什麼不是重點，重點是：「我想關心你、我想陪你講講話」，也許你一天在外面講了很多話有點累，但回到家中你對爸媽的幾句問候，很可能是爸媽一天之中與他人僅有的互動對話。

很平常的問候對長輩來說代表著：**「你還有想到我、我沒有被遺忘」**，噓寒問暖表面上看似沒有什麼意思，但卻可以暖爸媽的心。在外面和同事、朋友講了不少的話，回家也和爸媽講幾句話吧！

◎ 在關係裡，別講道理，講「我愛你」

之前在台灣吵的沸沸揚揚的同志議題，許多孩子會試圖讓爸媽了解什麼是性別平權，為什麼要尊重同性婚姻等等，兩方各自論述、爭辯並不一定有交集，我看到很多家庭因為立場不同而產生衝突，反而讓關係變得尷尬。

後來聽到一個爺爺舉例說：「我們習慣吃陽春麵、魯肉飯，你們年輕人喜歡吃麥當勞，一時之間我沒辦法習慣的，等我們老一輩走了，你們就可以照著你們的意思了。」頓時之間我懂了，很多事情沒有對錯，只是大家在不同的時代、家庭背景下，很自然有著不同的看法，就如同一幅畫，每個人看到的風景也不盡相同，沒有對錯的。少講道理或爭辯，很多事情沒有一定對錯，只是觀點不同。

◎專注陪伴，別態度輕率

在關係裡最讓人擔心的小三是「手機」，回到家後就算大家坐在一起、吃飯、看電視，手卻緊握著手機，彼此的關心互動幾乎是零。

我們無法把手機丟掉，但可以提醒自己，別讓手機影響了家人之間真實的互動，當你想要陪伴爸媽時，請先把手機或者手邊的事情放下，當你有事情要處理時，請先處理完再陪伴爸媽，否則爸媽可能會有不被尊重、不被重視的失落感，當然這些失落的感覺他們不會講出來的，所以就更容易忽略了爸媽的感受。

◎陪爸媽做他們喜歡的事情

我們容易把自己喜歡的事情以為爸媽也會喜歡，但實際上爸媽真的喜歡嗎？還是為了顧全大局在配合、為了不讓自己變成麻煩的人就只好配合。

聽到不少子女其實很有心的帶爸媽出國遊玩，想要和爸媽有深刻的回憶與旅行，想要為爸媽做點什麼讓他們開心，反而造成我的好意你卻不領情，早知道不要一起出國了，真是自找麻煩。也聽到有些長輩說：「在家裡不是很舒服嗎！」頓時子女的心意被潑了冷水。

我認為在帶爸媽出遊時，要考量爸媽的生理與心理狀況，有時候長途的交通跋涉、全新的環境適應、長時間離開熟悉的環境，對長輩來說是有負擔的。或許兩天一夜的旅行、家人聚在一起吃頓飯、看著過去的照片回憶以往的酸甜苦辣，參與爸媽的生活，不是期待他們加入我們的生活，陪爸媽做他們喜歡的事情，不是我們喜歡的事情。

◎尊重、祝福爸媽有自己的人生要經歷

爸媽的關係不好，我可以怎麼幫忙、怎麼當和事佬、怎麼讓他們關係變好呢？這是很多子女自然而然會想做的事情，但最終你會了解到，爸媽的關係不是我可以改變的。

媽媽為何要節省成這樣、不能對自己好一點、為何總是把心思都放在家人身上、不能為了自己而活嗎；爸爸為何就不能放下威嚴展現親切的一面、多點時間陪伴家人、明明在意媽媽卻不能好言相向⋯⋯。

每個人來到這一世有需要學習的生命功課與修練，就算在苦痛中，那也不會全然沒有價值，我們別急著當拯救者，「節省、不開心、不對自己好」某程度也是個選擇，我們也要接受並尊重。

請在內心和爸媽說：爸媽，我尊重你們有自己的人生，雖然不完美也不可能完美，謝謝你們孕育我，我會好好照顧自己，祝福你們。

心理師的暖心提醒

- 耐心傾聽，收起不耐煩，與爸媽間的溝通更順暢。
- 噓寒問暖不能少，長輩們喜歡你的關心。
- 多說愛你，少講點道理。
- 專注陪伴，不必在乎時間長短。
- 陪長輩做他們喜歡的事情。
- 尊重父母的人生價值觀，不強迫改變。

誰是最佳照顧人選

身為女性，就要負擔比較多的照顧責任嗎？

女性在照顧病人上的確有著優勢，比較細心、動作較輕柔等等，但是，也有力氣不夠大，當需要搬動病人時，較容易發生意外的缺點。女性，真的是當家人需要照顧時的優先考量嗎？其實不然……。

小惠是個職場女強人，靠著努力和敬業的態度，當上了主管。交往多年的男友也在事業上有了穩定的基礎，雖然沒有浪漫的求婚過程，但是兩人心意相通地決定朝著往後一起生活的目標邁進，開始細細規畫未來，要不要買房？還是租房子就好？就在小惠覺得自己在打拚了好多年以後，終於可以稍稍喘口氣時，傳來父親中風的消息。

原本硬朗的父親，即便已經退休，還是活力滿滿，常常拉著媽媽到處去遊山玩水，有了大把時間的他，除了到處看展覽、參加活動、當義工，更安排了自己的運動時間，有時候孩子們要見上爸爸一面，還得先打聽一下爸爸今天的行程！這個活力充沛的老人家，居然說中風就中風。媽媽一下子也亂了手腳，在醫院裡也整日愁眉不展，快樂不起來。

小惠和哥哥一邊安撫媽媽的情緒，一邊向醫生詢問病情。即便爸爸出院，也會是行動不便的狀態，除了要積極投入復健，更需要有人隨時在旁邊。這讓小惠和哥哥，一下子不知道該如何是好，這時候，媽媽接著說：「小惠，你可以請幾天假，先幫幫我一起照顧爸爸嗎？」這時候哥哥也開口了：「需要錢可以跟我說，如果你能一起照顧爸爸，那是最好不過了，畢竟你是女孩子，比較細心，你來照顧我們也放心，何況爸爸最疼愛的就是你這個女兒，讓你照顧爸爸一定也會很高興的！」

但是小惠心裡想著：「你們說的我都知道，但是我也不知道怎麼照顧中風的爸爸，我自己的工作剛剛有點成就，想繼續保持，也想更有突破。」這時，與男友說好的結婚決定，不知道為什麼，完全說不出口。「難道，女生就應該擔負比較多照顧責任嗎？」雖然心疼爸爸，但小惠心裡也不禁這樣想。

性別刻板印象，綁架著照顧場域中的女性

談及照顧家中生病的長者，大家想到的照顧者都是女性的形象，女性當照顧者很自然也很平常，換作是男性照顧，應該就會有人說：「真難得、真孝順，是個孝子。」

舉個簡單的例子來說。媳婦到夫家洗碗很正常，有聽過女婿到太太家洗碗嗎？如果有的話，立馬被旁人大大讚賞「好男人」，假設用此標準，那每個女人應該都是「好女人」了！性別刻板印象一直到現在，還是存在於我們的生活中，即便今天的社會，女性學歷愈來愈高，自主意識抬頭。女性也擁有自己的工作、經濟獨立，許多年輕家庭，男性也可以共同分擔家事與照顧工作，因為孩子不是只有媽媽的；

父母也不只有女兒的。

尋求照顧者的目光常會落在女性身上。身為女性，當面臨著家中有長者需要照顧的狀況時，女性往往要挑戰的是，要不要被旁人冠上「不孝、不溫柔婉約、不夠好的媽媽、女兒、太太、媳婦」的批評，因而不自覺得想要扮演好每個角色，每個角色我們都想拿高分，想做一個被讚賞的媽媽、女兒、太太、媳婦，盡力想做好每個角色，結果，往往也把自己累壞了！

有時候不一定是別人要求我們，而是我們要求自己，**何時，女性可以放過自己呢？不被讚賞，又如何呢？**為了得到讚賞，我們付出了多少時間與代價？為了被喜愛，我們習慣性地討好、委曲求全、忍耐、壓抑內心的憤憤不平，何時，女性可以停止被期待顧全大局？

從女性的自覺開始，一起分擔照顧責任

身為女性，我們期待與男性平起平坐、平等、尊重，女性不是理所當然會照顧

人的照顧者。**我們可以當個照顧者，是出自於愛、出自於我愛你、我願意照顧你、我選擇要照顧你**，而不只是因為我是女性，就要負擔比較多的照顧責任。

希望我們的社會也給男性多一些機會去負擔照顧工作，女性也給男性多一些機會去學習與分擔照顧工作，不要覺得男性不細心、不溫柔就不讓他們照顧，照顧人是需要學習的，照顧家人不分性別、也不應該總是由女性來照顧，期待大家可以不對女性抱持過多的期待，只需要和男性一樣平等對待即可。

照顧不應該是「能者多勞」，不能因為女生比較細心，就總是由女性來照顧；在攙扶轉移位或者協助身體復健上，男性的力氣反而是比較大的；更不能覺得哪位家人比較會照顧，就被期待能者多勞。

女性別勉強自己當個好媽媽、好女兒、好太太、好媳婦，如果不是出自於愛，照顧起來都會有委屈與犧牲的成分，長久下來是會產生內心不平衡、不快樂的。

女性也有娘家的家人需要照顧，所以男性需要同理心對待，也需要在媽媽與太太之間協助做個溝通的潤滑劑，別把事情全丟給太太去面對與承擔。

身為女性，請勇於傾聽內心的需要，如果你願意照顧家人，那麼請做好自我照顧與家人分工合作，如果內心有其他顧慮及選擇，也請坦承告訴家人自己的顧慮與困難，別為了顧全大局而忽略自己的需要與感受。

心理師的暖心提醒

- 照顧分工別落入能者多勞的觀念中。
- 男女共同分擔照顧工作。
- 若內心有其他擔憂與顧慮，請與家人敞開心胸討論。

我不是孝順，我是，愛你

只要是發自內心，以愛為出發點，就可以了。

孝順兩個字，包含了多少的要求與規矩，常常讓同時肩負照顧責任的子女，倍感壓力。其實孝順，從源頭來看，是希望子女能將對父母的愛意，以實際行動表達出來，如此一來，孝順便會在每個家庭有不同的展現，不再只是子女的照護枷鎖。

在我面前的安安，看起來有些疲憊，但依舊擠出笑容，和我寒暄話家常，在開始諮商談話時，我請她放輕鬆別緊張，畢竟此時此刻，是可以暫時放下照顧長輩的時候，就讓自己好好的休息做自己，想說什麼都可以。

他給了我一個淺淺的微笑，點點頭說：「好。」喝了幾口咖啡後，她說：「我覺得我不夠孝順。」接著就沉默不語。原來，前幾天有個好久不見的朋友從國外回來了，曾經感情很好的他們，即便倆人身處異地，依舊保持著密切的聯繫，畢竟是一起長大的好閨蜜，這世界上最了解自己的就屬對方了。

為了能夠和好姊妹順利碰面，安安開始詢問親友們能否有人能夠來陪伴媽媽幾個小時，安安已經特意約下午茶時間，如此一來他可以讓媽媽先吃過午餐，下午小睡一下，等到傍晚她回到家，還可以帶點晚餐回來。媽媽午睡的時候，應該也不會對家人帶來太大的負擔。但是，問了一輪的結果，大家都沒空就算了，安安反而聽到：「和朋友見面有那麼重要嗎？」、「媽媽都是習慣你來照顧的，這樣好嗎？」激動一點的親戚甚至說：「你太自私了吧！怎麼這麼不孝！」

「不孝？」這是安安壓根沒想過的問題？我真的不夠孝順嗎？我真的很自私嗎？我做得還不夠嗎？我只不過要出門幾個小時，真的有這麼嚴重嗎？

像安安這樣心理被囚禁的照顧者，他們都被「孝順」兩個字給綁架了。

孝不孝順的基礎在於愛

李安在多年前拍完父親三部曲中的《喜宴》後，講過一段話我非常喜歡：「與父母的關係，能夠彼此相愛就夠了，不必製造一個孝順的階級觀念。」他講的是親子關係是平等、尊重、互愛的，不是上對下的階級關係，不是小的就一定要順從、服從大的，傳統的孝順裡面有太多「應該、必須、不得不」的壓力，如果不這麼做就容易被旁人投以不孝的眼光，就算沒有旁人的評價眼光，自己的內心也不時會冒出罪惡感，覺得自己是否不孝、是否有點自私。

我發現大家常講的孝順與不孝順，彷彿沒有中間地帶，沒有程度上的差別，變成二分法，只要沒做好一件事情，就容易被歸類成不孝順。

時代觀念在變化，傳統的孝順行為已經不夠合乎時宜，我們能否看見在孝順背後最初始也最大的力量，是愛。

是愛，讓我們想要反哺，

是愛，讓我們無法拋棄，
是愛，讓我們無怨無悔，
是愛，讓我們堅持下去，
是愛，讓我們放下執著，
是愛，讓我們超越生死，
是愛，讓我們掙脫孝順的枷鎖。
我不是孝順，我是，愛你。

要孝順，讓我們不得不有所作為，
要孝順，讓我們內心不時產生罪惡，
要孝順，讓我們之間只能順服、不能溝通，
要孝順，讓我們只能閉口不言、內心鬱卒。
我不要孝順，我要，愛你。

如果被照顧的長者，能感受到照顧者的愛，那麼是不是在身邊，是不是符合傳統的孝順標準，真的不那麼重要。如果沒有愛，即便二十四小時隨伺在側，照顧者與被照顧者之間的互動，就只有照顧行為上的往來，沒有情感的交流，兩個人都不會感到愉快與輕鬆的。此外，**照顧者不是被照顧者的附屬品，如果照顧的是自己的家人，孝順更不應該成為無限上綱，否則最後只會成為照護枷鎖**。

即使只是一個陪伴、一個噓寒問暖、一份點心、一件衣服……我相信只要有愛，不論什麼方式都是一份心意，沒有對錯、更沒有好壞。

說愛，需要練習

然而，在我們的文化裡，「說愛」似乎很難，評斷孝不孝順卻很容易。其實，愛人，是需要練習的；接受別人的愛，更需要練習。

首先，**請照顧者投其所好**。傾聽長者的需求。長輩喜歡吃的東西？喜歡看的電視劇或喜歡去的地方？喜歡做的事情？怎麼讓長輩開心？投其所好地給予照顧與愛，肯定可以讓長輩臉上出現笑容。

其次，**理解長輩們的心口不一**。有時候晚輩或照顧者為老人家準備了好東西，卻換來：「外面的東西不衛生、不健康、又貴」、「別花錢、買這麼多」、「哪一家的更好吃」等等回應。請告訴自己長輩們其實是捨不得我們花錢，他們也是帶著愛的心口不一，嘴巴說著不要花錢，但內心是開心的。

最後，**請照顧者多多關照自己**。對有些人來說，付出愛很容易，接受他人的愛是困難的，提醒自己別成為總是付出的那一方，哪天卻發現怎麼都是我在付出呢？請問問自己，是真心付出無怨無悔？還是不敢怨、不敢悔？為了平衡雙方的關係與愛的循環，請給自己一個機會，不要被孝順框限，以愛為出發點去照顧，不過度努力與付出，這樣的照顧日常，才會細水長流且不過度消耗自己，也才能有好的狀態去面對照顧壓力。

心理師的暖心提醒

- 適時地肯定自己，你已經盡力了。
- 對自己好，別有罪惡感，照顧好自己，才能照顧家人。
- 愛家人，更要愛自己。我好，被照顧的家人才會好。
- 愛是照顧的原動力，因為愛家人所以願意照顧，不只是因為孝順。

長輩要的是有尊嚴的照顧

以同理心照顧身體與心理

照顧日常裡，常見的景象多半是面無表情的病人，疲倦的照顧者。其實，只要多一點點同理心，把重點放在如何同理對待一個「人」而非照顧「病人」，如此一來，照顧會多了份體貼，更能讓被照顧的家人覺得還活得像個人，不是病人。

慧萍是位看起來和藹的奶奶，因為生病長期無法行走，出門只能靠輪椅，需要人貼身照顧。一次孫子帶著她前來諮商，在簡單的問候之後，她直接切入主題，說：「我覺得我都要看她們的臉色活著，乾脆死一死好了！」

奶奶說著：「我以前也是非常手腳俐落的人，現在想要去哪，都要人幫忙，連我想要穿得體面一點，也不能如願。」一家人總是說：「沒關係啦！舒服比較重要，大家不會介意的。」於是奶奶有時會穿著睡衣出門。但是奶奶心裡很不是滋味，她只是希望自己看起來有精神一點而已；又或是換尿布時，希望可以關上門，但往往因為看護或是女兒為了進出方便，又會將門敞開。奶奶要是反應，多半會被解讀為難搞或是得到：「沒這麼嚴重吧！」的回覆。

奶奶臉上寫著滿臉的不悅與無奈，我這才驚覺，**原來比死亡還要可怕的是「失去尊嚴」**。原來比「照顧生活」還要重要的是「照顧尊嚴」，如果失去尊嚴，那活著還有什麼意義呢？

以同理心來照顧，身心便能兼顧

因此，我們在照顧家人時，不要以為只是在照顧他的身體，餵他吃飯、做復健、洗澡……這些為了活著的照顧。真正的活著不只是肉體，還有心靈層面的存在。被照顧者的感受是：「我是否被當成一個人？我是被用同理心照顧或是例行公事的按表操課？」

如何設身處地感受被照顧者，如何發揮同理心呢？可以試著想想當自己生病時，想要如何被照顧？想要如何被餵食、被換衣服、被洗澡、被換尿布……是希望在覺得安心的環境下被照顧，還是像是被當作物品般對待。

以尿布來說，不只是尿布，它還象徵著一個人無法自行如廁、來不及去上廁所、無法行走去上廁所、只能躺在床上大便尿尿。所以有些長輩會非常排斥使用尿布，不能接受自己居然要用尿布，像個小嬰兒一樣。真正在意的是自尊心與尊嚴，所以我認為比起照顧人，更重要的是「照顧尊嚴」。

否則很多長輩只是拖著身子躺在那邊，過著行屍走肉、生不如死的生活，甚至覺得：「老天是在懲罰我嗎？我怎麼還活著？」、「身邊的親人好友一個個離開、只剩下我」、「身體那麼多不舒服、活得好累。」如果旁邊沒有可以親近的家人，沒有活下去的理由，那真的會活不下去的。

因此，不要單純只關注身體上的照顧，被照顧者的心靈，也很需要關愛。唯有當被照顧者的心靈受到的照顧，有了愉悅的能量感染身邊的照顧者，彼此有了正向的互動，才能讓每一天都充滿微笑。

堅強外表下是個脆弱孤單的老人

近來與長輩互動下發現，看似堅強的大人外表下，內心是孩童般的脆弱；曾經那個能幹、頭腦清楚、像大樹般強壯的大人，怎麼現在都不一樣了。可能原因是老化、憂鬱或者失智，而這三者會互相影響著，需要經由專科醫生來判定後治療。

我看到上一代的爸媽，盡心盡力把好的都留給孩子，當孩子長大後打拚事業忘了對爸媽噓寒問暖，忘了爸媽也是需要子女的關心，此時，想必有很多爸媽的心是酸酸的、落寞的。

尤其是以前的女性，身為家庭主婦，整天帶小孩、煮飯，生活的重心都是家庭與孩子，問她們自己有沒有的休閒娛樂？她們一副休閒娛樂是什麼？哪有時間與心思？問她們人生最有成就感的事情，很多人會說：「把孩子都養大了、有不錯的工作、都成家立業就是了。」人生的價值與意義幾乎是圍繞著家庭與孩子，這是那個時代的觀念。

孩子有天長大了，不用我照顧了，不用我煮飯了，以往的生活重心不見了，爸媽被逼得重新建構自己的生活，重新去適應「為自己生活」、「不用去照顧誰的生活」、「煮飯只給自己吃的生活」。

看著兒女一個個成家立業，覺得自己此生已完成任務了，為了不讓兒女擔心所以把自己照顧好、為了不造成兒女負擔所以運動保持健康。表面上看起來沒有明顯的憂鬱，但內心深處覺得自己隨時可以離開了，也會開始交代自己的保險放在哪邊、黃金藏在何處、後事怎麼處理……。

堅強外表下其實是個脆弱且孤單的老人，這是許多長輩樣貌。

怎麼維護長者尊嚴

對照顧者來說，生病的家人鬱鬱寡歡很容易被簡化成，因為身體不舒服所以情緒低落。然而，這個情緒低落可能帶來生理照顧上的不配合、總是擺著臭臉等等。

讓照顧者即便擁有再多的正能量，也會被消磨殆盡。因此，穩定家人或病人的心情，是照顧者必須學習的一課，有助於日後的生活品質。

以吃飯為例，我們可以這麼試試看。詢問被照顧的家人：「中午想吃什麼呢？你喜歡吃這個嗎？味道合你口味嗎？再吃一口好嗎？不想吃了嗎……」關心被照顧者心情與喜好的照顧態度，比起一口一口餵食被照顧者，甚至還沒等長輩細嚼慢嚥吞下喉嚨，就緊接著餵下一口，讓長輩噎著或消化不良。吃飯，不只是為了維持生命，可以的話，讓被照顧者有個美好的用餐時光，享受食物的味道，這就是有顧及長輩的尊嚴，畢竟吃飯時間可能會是長輩一天之中僅有的小確幸。所以，也不要一直限制長輩這個不能吃、那個不能吃，偶爾為之無傷大雅。以下也提供幾個在照顧過程中幫長輩顧及尊嚴的方法，你也可以試試看。

◎ 隱藏尿袋

在台灣會常看到在公園或者長照機構的長輩尿袋外露，肉眼可以看到袋子裡面裝著尿液，只要多一個動作，把尿袋包裝一下或者拿塊毯子蓋一下，就可以顧及長輩尊嚴。在日本甚至有可愛造型的尿袋喔！尿袋會被外人看見，會影響到長輩外出的意願。

◎有造型的拐杖

拐杖的造型百百種，其實到醫療器材行或者銀髮商店逛逛，可以看到很多可愛以及經過貼心設計的拐杖，可以的話，帶長輩去挑一支他會想拿的拐杖吧！也有些長輩不喜歡被認為拿拐杖，所以現在也有雨傘同時也有拐杖的功能，看起來像是拿雨傘也可以當拐杖。

◎要穿褲子

也許幾個小時需要換一次尿布，或者上廁所，所以有時候為了方便乾脆不穿褲子，這看起來更像個病人，誰喜歡自己沒穿褲子呢，尤其如果會有陌生人經過的話，真是很失去尊嚴的一件事。

◎顧及如廁隱私

上廁所或換成人尿布時需要顧及隱私，不要在大庭廣眾或者以為旁邊應該沒什麼人會注意就當眾換尿布，陪長輩上廁所時也要適時關門，顧及隱私。

◎ **讓長輩有選擇與表達的機會**

被照顧的人不論是否失智或者失能，某個程度都是有感受性的，就算看似頭腦不清楚的失智家人，依然有著情感與情緒，就算真的都沒有現實感了，我們也要尊重他身為人的存在，還是可以問問他的意願，讓他有選擇與表達的機會。

心理師的暖心提醒

- 讓長輩有表達意見的機會，更能明白所需。
- 病人也有隱私，任何時刻都留意對方的隱私。
- 即使病人也能有得體的裝扮，即便只是根漂亮的枴杖。

心理師給照顧者的七個照顧安心語

根據世界衛生組織推估，長期照護的潛在需求為七至九年，而國內研究中，國人一生中需要長期照護的時間約為九點九年，而且照顧工作是二十四小時的，對照顧者身心來說，都是不小的負荷。

在此，我要給所有的照顧者大大的肯定與鼓勵，上天真的給了你一份好大的禮物，雖然這份禮物看起來不怎麼賞心悅目，甚至大到難以承受。但這份禮物就這麼地來到了你的面前，打開後，將會厚實你的人生閱歷與淬鍊；過程中，一定有很多的艱辛與困境，所以一定要不斷地肯定自己，為自己打氣鼓勵。

以下是我給偉大照顧者的七個照顧安心語，希望能給照顧者一點肯定，減少自我懷疑與不安，安了心，才能夠繼續踏上這條不容易的照顧路途：

1、退化是正常的現象，其實你已經照顧得很好了

大家都知道「用進廢退」，沒有在活動的器官退化得特別快，所以照顧者需要幫被照顧者復健，或者做些被動關節運動，來預防身體機能衰退，降低失能程度。

但其實，退化本來就是一種自然的身體現象，尤其是對坐輪椅以及臥床的家人來說，退化得更快。因此，不要給自己太大的壓力，適時地肯定自己，其實，你已經照顧得很好了。

2、你正在做一件有意義，而且珍貴的陪伴

你是家人的天使，因為你，分擔、減輕了家庭的重擔；因為你，讓被照顧的家人有了依靠，且有尊嚴地活著，也讓其他家人能安心地工作、處理其他事情。你正在做一件，對被照顧者以及全家人來說，很有意義並珍貴的事。

3、邀請其他家人一起來，共度與被照顧者相處的時光

我知道這點很難，也會有些難以啟齒，但照顧工作本來就不是任何一個人能夠獨自承擔的，試著邀請或要求其他家人一起來，共度與被照顧者相處的時光。

儘管這個邀請對其他家人來說，可能不是那麼受歡迎，但也給他們一個機會，珍重相處的時刻，畢竟這難得的時光，可能不像我們想的那麼多，誰知道明天會發生什麼事，珍惜當下，減少遺憾。

4、累了！就好好疼惜自己，哭一哭，又是一個新的開始

有時候難免會感到身心俱疲，聽聽自己內在的聲音，試著與自己（內心、身體、腳部、背部）對話：「今天，辛苦你了！對不起都沒有好好照顧你，請原諒我有時會忘了你，謝謝你為我的付出，我愛你。」

如果想哭，就讓情緒自然地釋放吧！哭一哭，又是一個新的開始。

5、休息，是為了能夠提供更好的照顧

許多人只要沒有在工作、沒有在付出，就很容易感到不自在、有罪惡感，不太敢讓自己休息與享樂，更不敢讓自己多睡一點，精神總處在緊繃的狀態。

身體不是機器，累了就是需要休息，休息不只是為了自己，也為了往後漫長的照顧之路，更是為了能夠繼續提供有品質的照顧。

6、偶爾讓自己和朋友聚聚，或享受獨處的靜謐時刻

在照顧路上，會不知不覺地忘了自己的需要，漸漸減少和朋友的聚會、放棄自己喜愛的活動。久而久之，內在小孩（情緒與內在需求）會抗議，內在小孩會說：「怎麼都沒有關心我」、「好久沒有照顧我了」。

所以，聆聽自己內在的聲音是重要的，試著讓自己偶爾可以和以前一樣，和朋友聚聚，或者一個人好好地靜一靜，逛市場、聽音樂、發呆，獨享這靜謐的時刻。

7、接觸相關資源，你會發現更多的資源網絡

盡可能接觸相關社團，多認識相關單位與資源，只要先認識一個，就更容易接觸其他資源網絡，讓其他資源一起分擔照顧的負荷。

例如：中華民國家庭照顧者關懷總會專門提供家庭照顧者資源轉介、喘息服務、照顧技巧指導、心理協談等服務……並設立了全國照顧者免付費關懷專線0800-507-272（台語：有你真好真好），希望提升照顧者與家人的生活品質。

第二章
沒有一百分的照顧

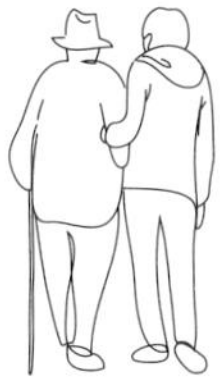

身為照顧者的你，是不是以為全心的付出，
貢獻自己的全部時間、全年無休，把照顧工作放第一，
如此一來就可以對得起自己、問心無愧呢？
事實上，並沒有一百分的照顧，只有「剛剛好」的照護。

照顧之前，先了解長者

開始照護、陪伴前，你該知道的事

你有自己喜歡的生活方式，長輩們也有的！並不會因為生病了或是老了有多大的改變，尊重並且了解即將接手照顧的長輩，以同理心對待，讓長者舒心，照顧起來才能事半功倍。

在一次的照顧者支持團體中，一個年輕男孩在活動結束後，特別留下來，詢問著該怎麼和長輩們相處。原來，家中的爺爺病了，從小和爺爺感情很好的他，總是一有空就回去陪伴，也總是挖空心思想了好些活動想帶著老人家一起參與，甚至好幾次都想帶爺爺出門走走。但每次當他興沖沖的時候，爺爺總是臉色一沉，用盡各種理由婉拒孫子的提議。這位年輕男孩不懂，出去走走多棒，為何總是喜歡待在家裡？他鼓勵爺爺接受新事物，熱情地分享現在流行的新事物，但老人家總是覺得無趣，到底為什麼？男孩眼裡是一片孝心，但是這些他想和爺爺分享的大小事，都是他自己感興趣的，對爺爺來說，時常是陌生又太過刺激的行程。

這也讓我想起一次在日照中心陪伴長輩時，我問九十多歲的奶奶：「你以前是做什麼的啊？」

奶奶說：「都在家裡照顧孩子、煮飯。」

我說：「那小孩長大後呢？有沒有什麼休閒活動？」

奶奶說：「還有孫子，也要吃飯啊！生那麼多個，照顧都來不及啦！」

頓時之間，我覺得自己好像問了一個很奇怪的問題，休閒活動？好像不存在於奶奶的世界理，她的存在與價值看來是養育孩子，至於「自己」在哪裡，對奶奶來說不太重要。

這些，其實都是我們從自己的角度出發，來判斷老人家需要的陪伴或需要的活動，我們雖然是好意，但卻忘了設身處地去同理長輩身體的不方便以及心理上的不安全感。硬要用我們的方式來陪伴長輩，對老人家來說的確有點壓力。有品質的陪伴，是用長輩喜歡的方式進行，因此就要先對長者有些認識，在我的觀察下，發現長者們有屬於他們獨特的特質，**如果對長者有多一點的認識，就可以用「他們的方式」來陪伴長輩，而不是讓他們來適應我們。**

自我感覺較少，生活最重要

你是否曾聽過上一代提及過去只求溫飽的年代時都說：「賺錢都來不及了，還講什麼心情、哪裡有時間憂鬱？」彷彿感覺與心情對他們來說很陌生、也不習慣，順從自己的心意更像是奢侈品，常常為了大局、為了家庭退讓，而去從事符合家人期望的工作，對他們來說，感覺與心情不是最重要的考量因素。

當長輩是這樣的觀念時，照顧者或陪伴者，應該先肯定長輩在年輕時的付出與顧全大局，尊重不同年代背景下的人們，不帶評斷與先入為主的觀念去相處。

少講自己，處事低調

前一陣子，一位大姊疑惑地問我：「為什麼現在的人都要上網告訴大家自己在哪裡、發生什麼事？」讓人一時不知道如何解釋。對我們來說，這是現代的溝通方式之一，也因為有了不同的通訊平台、軟體，造就了新的互動方式，改變了我們的行為模式，更改變了個人呈現自己的形態，以前是一對一的筆友，現在是公開的臉友、Line好友。而且在以前只有親密的人會互動，也不一定會講內心事，大家都忙於事務性工作，整天工作、煮飯、照顧小孩、照顧家庭……比較少談心、少講自己發生了什麼事情，家庭、家族為重，「自己」被放到了比較後面的位置，處事風格要低調，別樹大招風，所以讓個人只能默默地行事。

因此，有時請長輩講自己的事情可能會讓對方不太自在，我們可以先講自己的家庭、小孩、工作等等，先讓長輩有些認識再關心長輩會比較容易卸下心防。

報喜不報憂、家醜不可外揚

現在的人會在臉書、IG上發文：心情不好、家裡發生什麼事情、和誰吵架了、工作遇到什麼煩心事……這些在以前都不會發生，一來是因為以前沒有網路，二來好像講了就會怕麻煩人、造成他人負擔、影響聽的人的心情，所以總是報喜不報憂，也自然不會向外尋求協助。我有幾次演講時好奇地問長輩，怎麼你們以前都沒有產後憂鬱呢？她們想了想說：也不會去和別人說啊！更覺得家醜不可外揚，寧願自己悶著頭鬱卒，也不會輕易告訴他人，家醜讓人知道了就「見笑（丟臉）」

而當你了解了長輩的時代背景後，就不用執著於長輩怎麼都不和你講心事了。陪伴，是用長輩喜歡的方式；聊天，當然也是聊長輩想聊的話題，也或者陪長輩下棋、畫畫、運動、散步更符合長輩此時的需要喔！

身體感覺與身體語言逐漸減少

長者隨著身體年齡的器官退化病變，身體的感覺、敏銳度都漸漸退化，甚至因為關節少活動的關係，四肢愈來愈僵硬，或者整天在家裡少出門與他人互動，臉部愈來愈少表情的變化，這會讓我們無法透過非語言訊息的肢體動作、臉部表情來解讀長輩現在的心情、現在在想什麼？身心狀態如何？

幼兒喜形於色，從他們的臉部表情、手腳肢體擺動、發聲音調，我們很快就可以知道他們在表達什麼、心情好不好；相對於在接觸長輩時，印象是少面部表情、安靜、少話、動作緩慢，這會讓人想靠近、陪伴長輩時比較不知所措，難以從身體語言來了解長輩的狀態。

所以有時候不是長輩不理你、對你冷淡，不用太在意或者失落，可能是他們的身體感覺以及身體語言的表現不明顯了，只要有耐心地與長輩聊聊天，長輩通常會對你愈來愈有反應的。

照顧長輩與嬰兒的差異比較：

	嬰兒	長輩
生命階段	生	老病死
外觀	可愛、純淨	灰暗
體重	輕（轉移位、照顧負荷輕）	重（轉移位、照顧負荷重）
飲食	從流質食物到固體食物	從固體食物到流質食物
身體感覺	敏感	不敏感
身體語言	直接、動作大、有彈性	模糊、動作小、僵硬
被照顧的時間	五至七年	五至十年以上
情緒	多哭、多笑	少哭、少笑、淡定
身心發展	邁向獨立	逐漸依賴
生命趨向	希望感、生命力	逐漸退化、失去生命力

愈來愈狹隘的生活圈與覺察度

長輩可能因為外觀的改變、包尿布、行動不便、每個小時都需要上廁所、怕跌倒、各方面身心功能的退化，逐漸變得不喜歡出門，所以生活交友圈愈來愈小，最後足不出戶，能知道、覺察的範圍逐漸剩下自身。

所以評估長輩的身心功能會問：現在的總統是誰、今天星期幾、現在幾點、身處的地點……有些長輩可能會在大熱天穿很多或者寒流時穿太少、身上的衣服忘了替換、忘了洗澡、忘了吃飯、蓬頭垢面等等，有時候看起來好好的，過一會神智又不太清楚了，這都是長輩可能會出現的情況。明白了長輩的身心發展與狀況後，接受這些就是長者的特質，不需爭辯事情的對錯、少點指責與教導，順著長輩的狀態去引導即可。

理解了上述長者的特性後，建議陪伴長輩時可以透過具體的活動（桌遊、書法、做菜）、具體的東西（照片、過去作品）來當話題，空談心情、感覺對長輩來說是不熟悉的與抽象的，如果長輩不習慣用說的，那就找點事情來做吧！我發現對長者來說動手比動口容易多了。

心理師的暖心提醒

- 主動親近、找話題、示好、噓寒問暖、話家常。
- 拿出幽默感、自我調侃。
- 以肢體接觸表達關心，不過仍要留意長輩對肢體接觸的接受度。
- 聊天，以長輩過去的生命故事或有成就感的事情為主。
- 適時自我揭露，讓長者也認識你。

保持「剛剛好」的照顧就好

不必事事追求完美，照顧過程不是一場競賽

照顧家中生病的長者，不是考試，不需要大小事都要求滿分。照顧的生活中，彼此都能自在是最重要的關鍵。需要付出的時間不會短，需要付出的心力不會少，剛剛好的照顧，才能讓自己的身心保持在最平穩的狀態。

多年前的一場意外中風，讓阿蘭的媽媽成了行動不便、需要二十四小時隨侍在側的照顧狀態。當時，身為公務員的阿蘭，本想再多做幾年多存點錢，因為媽媽的狀態而提早申請退休，靠著退休金以及弟弟的幫忙，在家親自照顧著媽媽。

任何媽媽要用的耗材或是營養品，阿蘭總是親力親為，仔細研究比較後才選購，對於媽媽的呵護更是無微不至。媽媽一個哈欠，就讓阿蘭精神緊繃，擔心是不

是生病了或是不小心讓媽媽太累了。甚至半夜只要聽到一點聲音就醒來，每次總是會仔細巡守一輪，才能放心去睡覺，已經不知道多久沒有睡超過四個小時。

有時阿蘭的弟弟會在晚上來輪流照顧媽媽，但阿蘭始終不放心，即便弟弟前來幫忙的那天，阿蘭還是會半夜起身查看，親自確認沒問題了才放心入睡，弟弟怎麼勸都沒用，阿蘭就是讓媽媽的一舉一動牽動著自己的神經，長期下來，緊繃的壓力，讓她現在必須要吃安眠藥才能入睡。

面對照顧者如此的身心狀況，可以從心理學上有個專有名詞「足夠好的母親」（good-enough mother）來說起。這是由英國著名精神分析學家溫尼克特（D. W.Winnicott，1896—1971）在《父母——嬰兒關係的理論》一書中發明的詞，意思是在好媽媽與壞媽媽之間，還有個「足夠好、剛剛好的媽媽」，而這剛剛好的媽媽反而對孩子的身心發展是更好的。照顧也是如此，**要追求好的照顧不如放寬心，「剛剛好的照顧」就好**。

這個剛剛好不是偷懶、也不是不愛家人，而是要追求好的照顧容易讓照顧者逐漸遺忘自己、失去自己，要花很大的心力才能夠接近所謂好的照顧，而這不是照顧家人的長久之計。剛剛好的照顧，讓照顧者在好與不好之間還有餘力喘息，在照顧家人與照顧自己之間取得一個平衡的關係，才是長久之計。

千萬別照顧過度

怎麼樣才是剛剛好的照顧呢？其實關鍵在照顧者身上。對於照顧的付出與謹慎無可厚非，但是否有照顧過度的傾向呢？美國受歡迎的心理勵志作家梅樂蒂・碧緹（Melody Beattie）在《練習設立界線》（*The New Codependency: Help and Guidance for Today's Generation*）也提出同樣的討論，並且協助我們檢視自己是否容易有照顧過度的傾向，請看看自己是否有以下的情形。

◎ 把別人的責任攬到自己身上，做一些我們不想做的事

儘管小美的哥哥下班後會到醫院幫爸爸洗澡，讓自己可以回家休息幾個小時再來醫院照顧爸爸，但自己會因為放不下爸爸或者擔心哥哥一個人能否照顧得來，就

會一拖再拖並且再三叮嚀，常常和哥哥一起幫爸爸洗澡完再匆匆趕回家休息，但哥哥覺得自己又不是第一次幫爸爸洗澡，其實不需要妹妹操心的。

◎ **替別人做他們能力範圍內可以做到的事以及必須做的事。**

在延緩長輩退化的照顧上其實是鼓勵自立照顧的，意思是如果是被照顧者自己可以做的事情，就盡量讓他自己做，例如：上廁所、吃飯、洗澡、刷牙、擦臉、梳頭……讓被照顧者還能做一些事情，不是完全的依賴照顧者，也是為了延緩身體功能的退化。

所以照顧者別什麼事情都不放心，都想要幫別人做好好的，有時可能會有反效果，別人也不一定領情的。如果長輩想自己吃飯，照顧者可別因為飯菜會灑得的到處都是，就乾脆自己餵食比較快也省得清理，久了長輩也會習慣被餵食，而造成手部肌肉退化。

◎ **不等對方請求協助，自己主動處理好對方的需求**

例如：長輩的狀態是可以自己杵著拐杖去上廁所，我們可以在門外詢問有沒有哪裡需要幫忙，如果需要可以叫我。盡量不要把門打開的在旁監看（隱私問題），隨時的攙扶、遞上衛生紙，而這些是長輩可以自己來的，其實，在身體狀況允許之下，長輩不一定喜歡有人協助上廁所的。

有時幫忙，也須要經過他人同意的不是自己一昧的付出，而別人其實不需要，然後再責怪他人不領情或者沒有感謝。

◎會介入與自己不相干的事

在醫院照顧家人時，聽到隔壁床的討論會忍不住想給予建議；看到隔壁房間的燈沒有關會覺得：她們怎麼沒關燈呢。忍不住會去評論、參與或介入與自己無關的事情，看似熱心卻有點超出管轄的範圍管太多。

◎別人請我們幫忙時，我們做超過自己本份的事

台灣人的熱心助人是世界聞名的，但我們有時會忽略了這個幫忙是否超過自己的能力與專業，幫忙超過了自己的本份會讓自己過度承擔了別人的責任，這會過度消耗自己的能量，而別人也無法從中得到學習與成長。

例如：家人請你幫忙預約某醫師的門診，但這個月的診都滿了，你感到很焦慮，於是花了很多時間在處理掛號的事情，其實可以先回覆家人滿診的情況，再看看是否需要其他幫忙，而不是把別人的需要一肩扛起。

◎別人不需要幫忙時，我們硬要幫忙

千萬不要一廂情願的幫忙，如果不是別人請求幫忙，我們硬要幫忙，這個幫忙反而是自作多情，造成他人困擾的。例如女兒和媽媽說：不用再幫我準備早餐了，但媽媽還是怕女兒早餐吃得不夠豐盛、營養，依舊幫女兒繼續準備早餐，不顧女兒的意願與需要，硬是要幫忙，而這個幫忙是對關係沒有幫助。

◎我們單方面付出太多，彼此付出不均等

當你習慣付出，不習慣接受；容易付出，不容易接受他人的好意、小禮物、讚美……所以自然導致雙方的關係是不平衡，因為一方總是無止盡的付出，也會造成另一方的壓力，因為無法同等的回饋，就會想保持距離來減輕壓力，反而對彼此的關係沒有幫助。

◎忙著處理別人的感覺與問題，忽略了自己

注意力通常放在他人身上：「你怎麼穿那麼少、你感冒要去看醫生啊、他為什麼要這樣說話、他的工作最近不順心真讓人擔心……」很少聽到「我」開頭的句子來表達自己的感覺與需求，通常忙著照顧他人、幫別人解決問題，但其實最需要幫助的是自己，因為每個人只需要為自己負責，而不是為別人的事情去忙碌，而忽略了自己的事情與心情。

◎幫別人善後，別人什麼都不用做

例如：每次一到週末，哥哥一家大小都回來家裡看媽媽，聚會要結束時大家會開始收拾桌上的碗盤以及垃圾，此時，妹妹會說不用啦！我來收拾就好了，你們先回家吧！雖然但內心偶爾覺得好累，但每當大家要一起收拾時，又不自覺會說出：「我來就好」。

◎自己代替別人發言，不讓別人發表自己的意見

例如：陪媽媽去看醫生，醫生問診時，媽媽要回答時女兒卻打斷媽媽的話，幫

媽媽回答，好像自己更了解媽媽病情，但病人是主體，可以讓病人先講，照顧者再補充，別剝奪病人為自己發聲的機會。

◎一群人一起做一件事時，我們投入得比別人還多

會不自覺的習慣付出，擔心愧對於他人，過度追求問心無愧，於是埋頭苦幹絕不能做的比別人少，寧願多付出也不能少做怠惰。內心有高道德的標準來要求自己，可能也會不小心以同樣標準期待他人。

◎沒說出自己的需求

你想吃什麼？都可以。吃這個你覺得怎麼樣？看你們，我都可以。這個送你當生日禮物。唉呀！不要亂花錢啦。

不習慣表達自己的需求，對於接受人家的禮物以及讚美感到不自在，對於表達自己的需求是困難的。深層的潛意識是：我不值得被愛、不能快樂、不能享樂，所以也就不容易說出自己的需求讓他人了解，內心覺得我不重要、我沒關係。

◎只照顧別人的感受，自己的情緒或沒解決的事情放一旁

好比身為大姐的自己，在面對媽媽得癌症時，總是安慰難過的爸爸與弟妹，在夜深人靜時才覺察到自己的內心也是需要被安撫的，就算有驚訝、悲傷、不捨的感受，以及正在經歷自己可能離婚的傷痛，但為了不讓家人擔心所以沒有告訴他們。過度體貼、替他人著想，把別人的感受放在自己的感受之前，把別人的事情看得比自己的事情重要，總是壓抑內心感受、報喜不報憂、太過顧全大局，有時會體貼得讓旁人心疼。

◎ 替別人找藉口，但是不了解自己

小明看到爸爸因為生病而變得鬱鬱寡歡，弟弟為了多增加點家庭收入，而多兼了一份工作，可是小明還是覺得弟弟是因無法接受爸爸生病才比較少回家，但其實小明自己對於回家看到爸爸也是充滿壓力的，看著以前總是撐起這個家的爸爸，現在卻倒下了，內心也是鬱悶的。只是他反而把注意力放在弟弟身上，這樣一來就比較可以不用接觸自己的內心狀況與感受。

◎付出得不到應有的回報

通常忽略自己的需要、也不習慣表達自己的需要，常常不自覺的付出，而旁人也不知道如何回報，也許對方感謝你送你東西，你會說：「不用啦、不要破費。」而把人家的好意拒絕了，下次人家也不知道該不該送你東西、對你表達感謝，久了也會造成付出得不到應有的回報。

◎忍不住想照顧他人，想停止卻不知道何時該罷手

看到別人可能需要幫忙就會忍不住上前，但當事人也許想要自己來就好。例如：正在復健的中風病人，會很吃力地重新練習站立或者走路，每個步伐都很辛苦或者緩慢，儘管病人已經表達想要自己獨力復健，有需要再請求幫忙，但過度照顧的人還是會忍不住去上前協助。

✠照顧家人，也別遺忘自己

靜下心來，看看這個照顧或幫忙他人，是別人的需要，還是自己的需要；是別

人真的需要你的幫忙，還是你習慣性地透過照顧別人，讓你有存在的價值、成就感與安全感。

好的媽媽會把家裡照顧好，也花心力在自己身上照顧好自己，因為有開心的媽媽，才有氣氛好的家庭以及情緒穩定的孩子。照顧的每一天也是，讓自己精神、體力都保持在不過度勞累的狀態，自然而然會較從容，被照顧者也能感受到你的正能量。因為真的**沒有一百分的照顧，只有「剛剛好」的照顧**。照顧家人，也別遺忘了自己也需要被照顧。沒有身心穩定的照顧者，就無法給出有品質的照顧。

心理師的暖心提醒

- 小心別過度照顧家人，遺忘了自己。
- 剛剛好的照顧，才不會倒下。
- 唯有身心穩定的照顧者，才能提供有品質的照顧。

親愛的，你可以哭

即使失智，美好的回憶就在當下

看著漸漸遺忘自己的家人，照顧者需要承受的，不只是體力上的支出，還有面對家人遺忘自己的衝擊與失落心情……。

「我的媽媽忘記我是誰了……」小晴說著面對家人失智的心情。此刻他雖然看起來平靜，但小晴也不諱言，第一次看見媽媽陌生的眼神時，心裡有多麼的震驚。發現媽媽罹患失智症時，已經是中度失智。查閱了眾多資料，也與醫生詳談後，小晴透過對於失智症的逐漸了解，也讓自己慢慢面對眼前的母親。

她替媽媽申請了外籍看護，白天專心工作，有空時就上網尋找更多的可用資源，也加入各種失智症家屬的支持團體，為的就是讓自己能夠好好地陪伴媽媽。每當下班回到家，小晴也一定會和看護了解媽媽一天的生活，接著就是盡可能的陪伴。但是，當那一天發現媽媽用漠然的眼神看著她時，心裡還是一陣酸。她以為自己在做了這麼多功課後，可以坦然面對，沒想到當下衝擊還是很大的。

不過現在的小晴說：「每天，我們都重新認識彼此。」因為失智，每天媽媽都會忘記我是誰；因為失智，每天媽媽的情況都不太一樣，所以，每天我們都重新互相認識。

我記得你，就好

如果有一天，親愛的家人像小晴的媽媽得了失智症。那個以前總是堅強、付出、報喜不報憂的家人，不記得你是誰了，突然間，所有的情份似乎一場空，那些曾經的回憶被遺忘，會讓人失落與悲傷。但其實，我們難過的不只是被遺忘的自己，還有那些共同的回憶。如果退化與失智是人生的必經過程，那麼記憶會消失，但美好的感覺可以再去創造，就在每一個當下。

「她不是我的媽媽」、「媽媽變成我女兒了」這是許多家有失智長者的子女心聲，我想邀請你換個角度看待。失智長者的各種表徵，也同樣在提醒著我們，曾經，媽媽也是這樣照顧我的，上天的安排總是這樣巧妙，逼得我們去記得嬰兒時期的我們也曾經這樣被照顧的。再者，如果人會有些煩惱，那麼失智或許也是一種解脫。

我們能做的就是把握當下、珍惜最後的時光，人到最終都將卸下背負在身上的各種角色、稱謂與頭銜，像剛出生的寶寶一樣純粹，但會懂得，眼前的這個人，是愛我的，是會照顧我的。看待長者，別忘了說一句：「就算你忘了我，但我記得你，就好。」

親愛的，你可以哭

面對親愛的家人生病，怎麼能不難過呢？怎麼還能堅強呢？那些堅強都是為了要讓自己還能夠處理事情、還能夠照顧家人，讓旁人不擔心自己而故作堅強的吧！會難過是正常的，所以想哭就哭吧！

能去接觸內心深處的悲傷與失落，我認為是再勇敢不過的事了！不去看見自己的難過，我覺得比較容易。所以，有些人會抽離自己的情緒、與情緒保持距離，好讓自己無法去感覺，才不會因情緒低落而哭泣。然而，我們都誤會了「哭泣」，他有那麼可怕嗎？哭泣，會發生什麼事呢？曾幾何時，我們不讓自己哭了，我們哭不出來了？

美國悲傷治療大師沃登（William Worden）曾說：「沒有人能夠杜絕悲傷，除非他心中沒有愛。」因為有愛，所以才會難過；因為難過，讓我們記得曾經愛過。每一滴眼淚都在紀念著我們曾經的回憶；每一滴眼淚都像在說一遍：「我想你，我愛你。」

當然，總有一天，我們也將從悲傷的情緒中走出來過新的生活，悲傷不會完全消失，如果我們有好好對待內心的失落與悲傷，那們我們會練就與悲傷共處的能力，悲傷有時候會湧現，我們能做的是好好安撫與擁抱自己悲傷的情緒。在面對親人生病或者過世的重大失落創傷，沃登提出悲傷調適需要經歷四個過程：

1、接受失落的事實：

接受親人生病或者已經離世為調適悲傷的第一步驟，因為有不少的人剛開始會否認或者懷疑這是否是是一場不真實的夢「這不是真的、我只是在作夢明天就好了、她待會就會醒來了」否認她已經過世是一種心理保護的機制，因為太痛了，痛苦到無法接受事實。在否認、討價還價，最後冷靜下來、不得不接受事實，是調適悲傷的第一步，因為沒有接受事實，就不會真的開始面對自己的悲傷與失落。

2、經歷悲傷的痛苦：

一旦接受「她真的離我而去了、他不會再回來了」接下來會經歷長時間的悲傷與痛苦，幾個月到幾年的時間不等，這個過程很難受也讓人看不到希望，但所有的悲傷與眼淚都像在訴說對逝者的思念，面對親人的逝去我們怎麼可能不悲傷，因為我們有愛就會伴隨著痛，這個痛也在提醒著我們的愛有多強烈。每流出一滴眼淚，都像在和逝者道別，在心底不斷地道別，而湧出許多思念的眼淚，經歷這些悲傷與痛苦是有療癒的意義，沒有人可以不經歷悲傷就恢復正常生活的。在專業的心理評估下，如果親人過世，而沒有難過、悲傷、失落的情緒，這是令人擔心的情緒隔離狀態，哪天會有其他形式的後座力來影響生活的。

3、重新適應一個逝者不存在的新環境：

「我回家看不到他了、他都會等我回家。」原本生活裡總是存在的人，不再出現了，原本每天和我相依為命的人，就這樣離開了，我們需要重新去適應沒有他的生活，重新開始不一樣的生活、家庭、世界，這個不一樣是未知與陌生的，讓人感到緊張不安，可能會經歷幾個月或者幾年的時間來適應新的生活。然而我們不會、也不可能忘記逝者，他永遠存在我們心中。

4、將情緒的活力重新投注在新的關係上：

人是需要關係與互動連結的，逝者已經離開，我們也要帶著他給我們的祝福，好好活下去，重新踏出原有的生活圈，認識新朋友或經營與故友的關係，漸漸地從親人逝去的傷痛中走出。

以上四的階段是一個大原則，循序漸進的從經歷悲傷到重新適應新的生活，沒有人可以跳過悲傷地恢復正常生活，就算有也可能只是外在的故作堅強，有時候內心太痛讓我們不敢去碰，所以把悲傷情緒隔離開來不去感覺它，以為這樣可以安然度過失親的悲傷。

建議你可以找個安全與信任的人陪伴，或者獨自一人比較自在，給自己機會去接觸內心被壓抑的情緒，接受自己可以有任何的情緒，憤怒、愧疚、失落、挫折、難過、悲傷、無助……別擔心，這些情緒不會永遠占據你的心靈，好好看著這些情緒，它們將會因為被你看見而慢慢消退。**請允許自己有哭泣的權利與需求**，唯有鼓起勇氣去面對與經歷悲傷，悲傷才會真的走過。

心理師的暖心提醒

- 哭泣，是去看見內心深處原來有傷痛，而傷痛的背後是愛。
- 哭泣，不是脆弱，是勇敢的面對自己的悲傷與挫折。
- 哭泣，是跌倒後再爬起來的墊腳石。
- 哭泣，讓我們從眼淚中找到新的力量。

最好不要辭職

決定工作去留前，請謹慎評估

身為子女，家中長輩如果生病了需要有人隨側照顧，很多孝順的晚輩很可能會辭職回家照顧家人。但是，看在諮商心理師的眼裡，這個決定是讓人擔心的，照護路雖漫長，但總有結束的一天，到時能否順利接軌重返原來的人生，的確是個問號。

小霖在科技產業工作，公司福利很好也有順暢的升遷管道，對自己的事業有著強烈企圖心以及長遠規畫的他，有很大的機會可以獲得晉升。就在此時，爸爸中風了，那時他三十四歲。為了自己的事業，其實小霖拚搏了好幾年，長期的高壓和疲勞也逐漸累積中，本來他打算如願獲得晉升後，讓自己放個假的，但是想到父親的病情，衡量擔任主管後會更加忙碌的現實，他告訴自己：「和家人相處的時光無價，工作可以再找，機會還會有的。」

雖然公司有提出不同的轉調建議，好讓小霖可以盡量兼顧家裡，但孝順的他，不忍心媽媽成為主要照顧者，想著老人家有退休金，自己也有點積蓄，專心陪爸爸幾年不是問題，於是婉拒了公司的建議，決定辭職。然而，就在他三十八歲那年，媽媽罹患癌症，父母都有病痛在身的他，義無反顧的全心投入照護工作，多虧他理財有方，讓經濟問題不至於困擾著他。

兩年後，父母親相繼過世，長時間照顧爸媽也讓他沒有機會認識其他對象，也好久沒和以前的朋友聯絡了。小霖一時之間沒了生活重心，彷彿一無所有……。

因照顧而離職，有哪些風險

這樣的例子，相信你我都不陌生，對於親愛的家人我們很容易放不下、覺得自己照顧最放心，又或是孝順的枷鎖讓我們不得不辭去工作自己來照顧家人，但是，辭職真的是對被照顧者最好的決定嗎？還是只是讓自己安心、減少罪惡感、讓別人無話可說？

根據勞動部推估統計，臺灣每年約有十三餘萬人因為照顧雙親而離職，殊不知在專家眼中「因為照顧而離職」是具有風險的。儘管每個家庭狀況與資源不同，沒有所謂最好的決定，要不要辭職，坦白說真的是靠著大家討論出來的「共識」所做的共同決定。在思考、討論之前，可以先來看看辭職可能有以下幾個風險。

◎失去固定薪水

辭職，活生生的就是每個月的收入沒了！如果自己沒有薪水，那就不能那麼自由了。當伸手牌的心情必然不好受，這個也不能買，那個也不敢花，不能開源只好節流，無法像以前一樣可以隨時買件喜歡的衣服、吃個美食。就算原本手足之間說好要給照顧者的照顧費用，也可能因為種種因素而中斷或減少，那麼因為照顧家人而把工作辭掉的好意，也可能讓生活因此陷入窘境。

◎難重回職場

在家長期照顧的時間短則一至兩年，長則五至十年以上也是常有的事，幾年後的就業環境大不同，離開職場愈久愈容易與職場脫節，可能在準備去面試之前，自己會因為久未踏出世面而打退堂鼓。又或者面臨了生涯職業的轉換，那麼又是另一個重大的職涯探索了，要轉到哪個行業?要從哪裡重新開始?

◎失去人際社交

工作獲得的不只有一份薪水，還有我覺得很重要的人際互動關係，常常支持我們繼續這份工作的，不一定是薪資、公司福利、主管，有時候是與同事間的人際支持讓我們安心。所以辭職的同時也失去了穩定的人際社交互動，若保有工作，在照顧中遇到的煩惱與難題，或許可以藉由朋友同事間的關心問候、加油打氣、資源連結，讓我們不孤單，有力量繼續照顧下去。

◎照顧技能不足

長期照顧為何這麼勞心勞力，因為其中還牽涉到許多專業的照顧技能，如果旁邊沒有立即可諮詢的專業人員，真是讓照顧者不知所措。例如：老人家褥瘡要如何處理、中風要如何復健、怎麼進行鼻胃管餵食、怎麼從床上移位到輪椅上……如果一不小心可能會讓病情更加嚴重，所以為什麼很多家庭在幾經折騰之後，將家人送到照護機構，不只是照顧人力的不足，更是為了安全起見。

經過照顧工作的人應該會懂得，外出工作其實比在家照顧家人來得輕鬆，工作幾個小時還會有休息時間，也會下班。但照顧工作是很難有休息時間的。不只勞力更是勞心，表面上看似有休息，但心裡卻是一刻也不能放鬆的緊繃感。

如果你正在思考要不要離職專心照顧家人，請一定要先「惦惦斤兩、好好盤算一下」當然，評估過後，若有足夠的親友支援或資源能夠支持日後的照護工作，而照顧者自己也經過審慎的考慮。離開職場回家照顧長者，所做出的決定，是出自內心自願所做出的決定，而不是被誰逼迫的自我犧牲，也無妨，但畢竟辭職是一項重大決定，可以與家人一起討論得到共識才好。

心理師的暖心提醒

- 經濟來源是否不餘匱乏，足夠支撐照護所需。
- 專業領域能否在離開職場多年後，還能順利接軌。
- 自己的照護能力是否足夠。
- 辭職的決定，建議經過家人間的討論，在共識下決定。

召開家庭會議凝聚照顧共識

千萬不要單打獨鬥

現今長照家庭的照顧決策往往落在少數人或照顧者身上，同時也承擔著被質疑的風險。這對照顧者來說並不公平。在此建議透過召開家庭會議，凝聚照顧共識，別讓壓力落在某位家人身上。

怡蓉是個家庭主婦，在婆婆生病後，便成了婆婆的主要照顧者。在婆婆還沒生病之前，婆媳感情就不錯，兩人非常投緣，相處起來像是母女，因此怡蓉在照顧婆婆的意願上，並沒有任何的抗拒。她請先生專心上班，真的有需要時會再請先生請假，帶婆婆去看醫生；跟小姑說不要擔心媽媽，剛剛踏入社會要多花點心思在工作上。也請娘家多花點時間幫忙照顧自己的孩子，假日時，就算大家都回來了，自己也是寸步不離地照顧著婆婆。

雖然在照顧婆婆的意願上怡蓉沒有任何一絲的委屈，但是照顧病人不像平日的起居照顧。雖然一樣要做飯，但是得為婆婆特別料理營養又好咀嚼的餐點，雖然一樣的居家環境打掃，不過得趁婆婆休息的時候，才有時間做家事。替婆婆把藥物分裝好、安排吃藥、回診，帶婆婆出門走走、曬曬太陽散散心，多出來的照顧事務，讓她連上市場買菜都得快去快回，經常半夜也需要起來協助婆婆上廁所，一次婆婆不小心感冒了，怡蓉更是三天三夜沒有好好睡覺。

相較於先前的家庭主婦生活，照顧工作辛苦的地方不只是勞力，更讓人喘不過氣的是「勞心」。半年下來，怡蓉看起來愈來愈憔悴，雖然嘴上還是說著：「大家都在上班，只有我可以照顧，我來就好。」

但是怡蓉不知道的是，要是她繼續一個人承擔下去，隨著婆婆的病情日益嚴重，她一定會撐不住的。

過度體貼，忘了體貼自己

怡蓉是位「過度體貼」他人的照顧者，體貼他人不能來照顧的原因，怕他們麻煩，於是乾脆自己照顧。這類的照顧者會覺得：其他家人正在上班不能打擾，但『是否真的不能打擾呢？』誠心建議大家先不要幫別人預設立場。上班的人會有中午休息時間、下午茶時間、下班後的時間，但照顧者可不一定有「喘息」的時間，連休息也都無法完全放鬆，因為與病人共處一室依然是在勞心看顧著，無法得到真正的休息與睡眠。

如果遇到狀況不穩定，要安撫躁動、喜怒無常的家人，半夜幾個小時因為家人想上廁所就要起來一次，幾個月下來沒有一個完整的睡眠時間，我不禁想，誰能不憂鬱？誰能不崩潰？疲累的確會讓人精疲力盡，壓垮最後一根稻草。每天上班八小時、周休二日都會疲累了，何況是二十四小時不間斷，長達數年的照顧工作，怎麼可能不疲累呢！很多照顧者都在「撐」著，過一天算一天，日復一日不知道何時會結束的照顧生活。

所以，千萬不要讓自己獨自承擔，照顧工作之所以困難是因為涵蓋的層面太廣，包含醫療、經濟、人力照顧、輔具轉移位、心理照顧、復健、飲食營養……每個疾病的照顧方式不盡相同，隨著病程的改變需要使用的輔具也不一樣。如果你覺得自己可以不用他人協助，自己應該可以照顧得好，那真是太看得起自己了！

召開家庭會議凝聚照顧共識

照顧，是整個家庭的事情，不論照顧者接下照顧工作之初的意願為何，照顧工作也要避免壓在某一個人身上。建議召開家庭會議最大的好處，就是讓大家有機會面對面坐下來討論，盤點家庭可運用的資源、經濟與人力，藉由共同討論凝聚家庭成員對於照顧的共識，讓彼此間能互相協調幫助。才不會發生日後有家庭成員說：「應該要怎麼照顧、怎麼花錢、怎麼治療等等的建議。」讓主要照顧者承擔了被指責、被指揮的心理壓力，旁人若平時沒有親臨照顧現場偶爾來「出意見」，照顧者還要解釋現在的情況、為何這樣做、為何不這樣做，說明照顧現場的來龍去脈，這對照顧者來說更是增添困擾的。

家庭會議的目的在如何讓照顧工作順利進行，也多傾聽主要照顧者遇到的困難，給予支持與協助，別讓照顧者單打獨鬥、減少照顧悲劇的發生。因此除了家庭內成員，有機會也可以邀請醫師、護理師、職能治療師、心理師等等相關專業人士一起加入，讓會議可以更有方向地進行，需要時也能提供專業的建議更可以避免家人間因情緒糾結而讓會議僵住，甚至不歡而散、沒有結論。

家庭會議可以讓照顧問題有機會被討論，結果是經過大家同意、討論決定的，這讓主要照顧者可以不必獨自承擔照顧決策的壓力與風險，能心無旁騖地安心照顧，更讓照顧者覺得自己不是孤單一個人，是被支持與尊重的。

請多關心主要照顧者的身心狀態

在諮商過程中，常常聽到照顧者說：「哪天我也會倒下」、「爸媽還沒倒下，我可能先倒」再再反映了照顧者不為人知的辛酸與沉重負荷，表面看起來無異樣，但內心早已瀕臨崩潰。

如果照顧者出現易怒、情緒化、哭泣、講話大聲急躁、不耐煩、注意力不集中等等情況時，這都是照顧者發出警訊的非語言訊息，在此呼籲其他家人也要互相分擔照顧的工作，一個家人可偶爾分擔幾個小時，對主要照顧者來說像是大海中抓到浮木，可以探出快被淹沒的頭來呼吸一下，免得家裡哪天多又了一個也需要被照顧的人，那就要花更多的人力與資源來照顧了。

如何順利召開家庭會議

在東方的文化中，不少家庭彼此之間很少溝通，召開家庭會議是很難想像的事情，在這裡提供大家幾個邀請的技巧，幫助家人盡快融入討論中。首先必須要有幾個重要角色先敲定，尤其是會議邀請者與會議主持者。邀請者可以是主要照顧者或有力人士，另外可以請家族中德高望重的長輩或是專業人士來擔任會議主持者，帶領會議順利進行討論。

邀請者可說：「我一個人不知道怎麼做決定比較好，想要聽聽你們的想法一起來看看「後續治療與復健、住在哪裡、購買輔具花用、怎麼照顧、誰來照顧？為了讓爸媽有好的照顧品質，需要和你們一起討論。」以需要其他家人共同參與決策的角度來提出邀請。也可以依照不同的需要，邀請醫師、護理師、職能治療師、心理師、社工師等專業人士一起參與會議。

可直接列出幾個時間，讓家庭成員選擇，並且整理好需要討論的問題，避免失去焦點。若有成員不能出席，可透過視訊或者事後說明即可，別因為不能全員到齊，就不開家庭會議。

更建議非主要照顧者的家人們多傾聽主要照顧者遇到的困難，給予同理與協助，並表達感謝與支持，畢竟照顧者的身心狀況不佳，被照顧者也會感受到氛圍是鬱悶的，也會影響到照顧的品質。

心理師的暖心提醒

- 召開家庭會議的目的在讓照顧工作順利進行，凝聚照顧共識。
- 邀請家中受敬重的長輩或是專業人士主持會議。
- 討論項目請事先條列準備，以利聚焦討論。
- 多傾聽照顧者遇到的困難，給予同理與協助。

照顧，不是一個人的責任

別讓自己成為下一個倒下的人

為了不讓家中再多一個倒下的人，照顧者需要適時地休息，避免習慣性的過度付出，照顧自己是為了走更長遠的路。

惠華這幾個月都和女兒一起前來諮詢。雖然已經卸下了照顧爸媽的責任，但總是會聽到她滔滔不絕地提起過去照顧的點點滴滴。她雖然有六個兄弟姊妹，但卻是年紀最大的姊姊，已經退休，孩子也都上了大學，所以當孩子們的阿嬤生病需要照顧時，比起其他還需要工作、需要關照家庭的兄弟姊妹來說，她是個看起來比較有空閒的單身媽媽。

所以當惠華爸媽肝癌末期時，照顧的工作自然就落到了她身上，當然惠華也自認為細心，照顧起來也是最妥當的，爸媽在醫院也是喜歡讓惠華來照顧的。她說著爸媽生病時的往事：「都是我在照顧的，不然誰有空？我要是不做，還有誰要做呢？」、「沒辦法大家都在上班，都有事情要忙。」說著家中彷彿只有她能照顧的苦處，也一邊說著照顧爸媽的細節有多繁瑣。「爸爸每隔兩、三個小時就需要拍背、翻身」、「媽媽胃口不好，食物都要特別挑選過與料理」。

雖然嘴巴上說著自己簡直就是全年無休二十四小時營業的便利商店，但是其實不像在抱怨，比較像在陳述自己把爸媽照顧得多好，這些話語背後的意義是：「沒有人像我這般細心的，阿嬤和阿公，最喜歡我去照顧她了。」

當照顧他人成了自己的價值

惠華的女兒坐在一旁默默不語，因為在她的眼裡，媽媽總是習慣為家人付出，只要是照顧家人的事情，永遠放第一位，自己的需求總是放在最後，當然也就忽略了自己的疲累……其實有好幾次，惠華難免遇到超過自己能照顧的負荷而情緒瀕臨崩潰，憤憤不平地說著：「都來看一下就走了，對爸媽漠不關心的。」惠華變得容易生氣動怒，開始半夜睡到一半驚醒而中斷睡眠，但是白天又必須早早起來地去醫院看顧爸媽，看起來心情變得很沉重，有時會莫名的哭泣。

惠華的女兒有時候會忍不住提醒媽媽，能否先衡量自己的情況來付出，能否先停一下看看自己的極限，別總是獨自承擔壓力，不尋求其他家人幫忙，或是尋求其他單位或機構的協助，提醒媽媽總是習慣「做太多」。

照顧重擔，讓照顧者「情緒欠債」

惠華的例子，在上一代很常見。上一輩重視血緣及家人關係，因此要是家中有需要照顧的長者，就會出現：「把父母給別人照顧，送去養老院，就是不孝！」的聲音。除此之外，親友鄰里間的關係也相當緊密，哪家哪戶出了事情，馬上全村都會知道，少不了熱情的關心，當然更會擔心左鄰右舍會說閒話。在這樣的觀念以及輿論壓力下，讓照顧者不敢「不親自照顧家人」好像讓別人照顧就是偷懶，會產生罪惡感，好像不應該這麼做，也不想被三姑六婆貼上不孝的標籤。在這些因素下，照顧者不敢把照顧爸媽的事情假於他人之手，彷彿這樣做才是「對的、孝順的」。

上一輩的人往往也會因為責任感重，導致過度承擔壓力。因為愛家人，所以盡可能地付出一切，為了不讓自己遺憾，日復一日地勞動與操心，生活重心幾乎是以家人為主。

在這樣的照顧情境下，天天二十四小時都和被照顧者相處，無可避免的難免會有摩擦與不順心的事情發生。照顧上的疲累加上看著家人生病失能，自己卻無能為力的挫折感，又或是因為得不到其他家人的協助而感到氣憤、委屈、悲傷、孤單……都是照顧過程中很常出現的情緒與感受。

許多照顧者忽略情緒為了能夠繼續每天的照顧工作，不自覺地把不能消化、也不知道怎麼調適的情緒日漸壓抑、忽略，甚至丟掉。日子一久，就如同「情緒欠債」，總有一天身體或心靈會向主人「討債」，而導致身心崩潰。

照顧家人對照顧者的身心負荷是很大的。家人偶爾給予照顧者感謝與適時支援，是必要的支持。而針對照顧者，只要自己沒有累倒、沒有憂鬱的症狀，且能在照顧自己與照顧家人之前取得平衡，我認為就是很不錯的情況了。

✠ 從今天開始，避免總是「做太多」

想要取得平衡，可以從照顧者普遍都會出現的「做太多」情形開始了解，並設法改善。「做太多」的可能原因有：

◎ 爸媽只想要我來照顧

放下「爸媽只想要我來照顧」的念頭，理當其他家人也需要一起來看看爸媽的，留個機會給其他家人吧！不論他們想不想，都是需要盡一份心力的。照顧工作只集中在某一人身上是危險的，爸媽也會明白：「你辛苦了！你也需要休息」。

千萬別因為自己是晚輩或者身為女性，就自動地扛起照顧的責任，也別太快假設其他人沒時間照顧，有時候，太快跳入照顧者的角色裡，其他的家人也就沒有「位置」進來了。

當然有些長輩可能不習慣由兒子來照顧，特別是洗澡或者上廁所的時候有些尷尬，覺得照顧工作是女兒的事、媳婦的事，兒子是要出去賺錢的，又或者不敢麻煩事業比較成功、忙碌的子女，所以可能就由未嫁娶、沒工作、或是比較能夠辭職的家人來照顧，如此一來好像對家庭經濟的衝擊比較小，但是這對照顧者來說，真的公平嗎？

◎ 我來照顧比較放心

照顧者對於自己能掌握事情是瞭若指掌的，其他人來照顧不知道狀況怎麼樣，不太放心讓別人來照顧，覺得自己照顧的比較好。有時候是放不下，自己來照顧比較好的想法，好或不好是很主觀的，也許被照顧者覺得沒有太大的差別。適時地讓自己喘口氣，偶爾，放過自己一下。

◎ 這是我能為大家做的

「大家都在上班，只有我比較有空。」真的只有我有空嗎？恐怕在還沒詢問大家是否有空照顧爸媽時，自己就先替別人預設立場了。小心你總是習慣做一個「付出者、犧牲者」如果歡喜做、甘願受那很好；怕的是久了自己也累了而不自知，若是其他家人沒有感謝你，可能會有心理不平衡的情緒產生，才發現自己原來還是需要休息的，別讓自告奮勇總是跑得太快。

現在，請看看自己是否也總是「做太多」了呢？

累倒之前，請適時休息

與其在絕望時再尋求其他協助，倒不如在累倒之前及早進行家庭會議，大家一同坐下來，討論現有可運用的資源及協調照顧的人力分配，很多事情只要坐下來就有不同的可能，會比自己悶著頭猜想「大家都在上班應該沒空」更客觀，經過家庭會議的討論後，也許家人之間有輪番照顧、分工合作的機會與可能。

為了不讓家中再多一個累倒的照顧者，適時地休息是必要的，也是為了能繼續接下來漫長的照顧路。首先，照顧者要尋求其他人力支援或者政府的喘息照顧資源，並了解到獨自一人承擔照顧的責任，不是長久之計。哪怕是幾個小時的時間也要讓自己休息，暫時放下照顧者角色，去做自己喜歡做的事情，或者什麼都不做，好好睡覺補眠、散步、讓腦袋放空。

心理師的暖心提醒

- 被照顧者在睡覺時，盡量也一起休息片刻。
- 其他家人回家時，請他們幫忙看顧一、兩個小時。
- 如果長輩可以使用輪椅或拐杖出門，一起出門透氣轉換心情。
- 參加和自己有相同處境與經歷的照顧者支持團體。
- 別因為自己的放不下，獨自承擔照顧工作。

求助，是一種能力

每個照顧者都需要學會的一件事

是不是很怕麻煩別人？總是習慣什麼都自己來？覺得求助會給人帶來困擾？其實，適時地求助，比什麼都自己來更有用，能獨當一面很好，但是沒有人可以懂得任何事情，能在需要與必要的時候，尋求幫助更是問題解決的關鍵。

麗英是位六十多歲的太太，獨自照顧著失智的先生已經有八年了，某天先生不小心打破了玻璃杯割傷了手，鮮血直流。因為擔心先生再去碰到碎玻璃於是趕緊清理，情急之下自己的腳也踩到碎玻璃而受傷。當下只是趕緊先簡單幫先生和自己包紮傷口。一度想去看醫生，但是想到失智的先生而無法抽身便打消了念頭。麗英知道需要就醫，肯定需要有人隨行，又不想打擾在上班的兒女。

沒想到先生的傷口卻沒有好轉，最後變成蜂窩性組織炎，小女兒在週末回家時才看到爸爸的傷口，既擔心又生氣地說：「為什麼我打電話回來你都沒有和我說爸爸受傷了！」麗英支支吾吾地說：「和你說能怎麼樣呢？你又不在家，說了怕你擔心，我想說自己包一包就好。」小女兒激動地說：「早點和我說就不會變那麼嚴重了，現在不是變得更麻煩嗎？我每天都有打電話回來，怎麼也不說呢！」

請照顧者偶爾放過自己

麗英的先生所幸只是單純的傷口，如果是更嚴重的意外傷害或狀況，沒有求助能力的照顧者，可能會讓兩人都身陷險境。然而，不好意思向外求助，是不少照顧者難以跨越的門檻。

對家庭照顧者而言，會認為「照顧家人是自家事」、「預期別人會拒絕」、「擔心給人添麻煩」而不敢尋求支援，又或者，怎麼可以把爸媽給別人照顧呢（哪怕只是幾個小時），都容易有不孝順的自我譴責與罪惡感，有時候壓力來源不只是旁人的眼光，是自己內心的放不下與過不去。

建議照顧者練習「偶爾，放過自己一下」、「偶爾，請人幫忙自己一下」、「偶爾，麻煩別人一下」，根據研究指出，其實很多人會比你想像中的更願意幫忙，而且是開心地幫忙你，原來「助人，為快樂之本」是真有道理的。人和人之間的關係其實是在互相幫忙、麻煩彼此中，反而更加有互動、親近、了解彼此。

每個人都會有可為與不可為的時候以及限制（體力的限制、經濟的限制、能力的限制），如果你以為什麼都可以自己來、不需要他人幫忙，就真的大錯特錯。

照顧者可以求助的第一個單位

即使難以和家人求助，還是有許多機構和單位可以協助的。例如：長期照顧管理中心。「要怎麼申請長照？」、「申請長照有什麼補助、要自己付多少錢？」、「聽說申請長照要符合一些條件，怎麼知道有沒有符合？」這是許多照顧者共同的疑問。

這是在長期照顧的路上，第一個需要認識的政府單位，在衛生福利部下建置的長期照顧管理中心（簡稱照管中心），讓民眾能連繫長照服務的單一窗口，各縣市都有一個統籌的長期照顧管理中心，建議先聯繫長期照顧管理中心，就等於進到長照服務的資源網絡中，再依照需求去尋找離家裡近的服務據點。

二〇一七年起衛生福利部為了方便大眾諮詢，正式開通了「1966」長照服務專線，想了解申請長照服務的大小事，手機或市話直撥1966諮詢，前五分鐘免費！專線服務時間：週一至週五的上班時間皆可撥打。撥打1966長照服務專線後專人會轉接到你所屬縣市的「長期照顧管理中心」，中心人員將協助您了解是否符合申請資格；只要符合資格，中心將派照顧管理專員到府進行評估，依需求提供長照服務。

◎哪些人可以申請長期照顧服務：

- 六十五歲以上失能老人
- 五十五歲以上失能原住民

• 五十歲以上失智者

• 失能身心障礙者

• 日常生活需他人協助的獨居老人與衰弱老人

◎長期照顧服務可申請的項目包含：

1、照顧服務：分為居家服務、日間照顧、家庭托顧等三種。

2、喘息服務：又分為居家喘息和機構喘息兩種。

3、居家護理：由專業居家護理師到府指導醫療照護。

4、復健服務：由治療師到府進行復健服務。

5、輔具補助：輔具購買、租借及住宅無障礙環境改善。

6、交通接送服務：中重度失能者因就醫或需長照服務的交通接送車資補助。

7、營養餐飲服務：協助經濟弱勢的失能老人。

8、長照機構：提供相關補助

9、社區整體照顧

10、小規模多機能：以日間照顧服務為基礎，服務四十人以下為原則，發展社區照顧服務模式。

11、失智照顧：強化失智症初級預防，設置失智症社區服務據點及團體家屋等。

12、照顧者服務據點：針對照顧者設立關懷據點並提供諮詢。

13、社區預防照顧：設立社區照顧據點，提供訪視、餐飲、轉介等服務。

14、原民社區整合：補助偏遠地區交通車及照顧服務員等。

15、預防、延緩失能：提供肌力強化運動、生活功能重建訓練、膳食營養、口腔保健、吞嚥訓練、認知促進等服務。

16、延伸出院準備：出院準備做得好，長照也能變短照，連結醫院的醫療團隊，評估若有照護需求，出院後可及早轉介。

17、居家醫療：評估有醫療需求卻因失能等狀況無法就醫，可經由醫護人員訪視提供服務。

以上這些服務項目，需要由「照顧管理專員」評估資格後使用，所以若是你有任何疑問，可撥打 1966 長照服務專線，或者直接聯繫你在地的「長期照顧管理中心」（詳情見 P.226）詢問會更清楚。

看到這些政府所提供的眾多服務，需要由民眾提出需求與申請，有時候或許未能及時來協助申請，但如果你不給自己與被照顧者一個機會，就永遠不會使用到這些服務，拿起電話諮詢看看有哪些服務可以讓自己減輕一點壓力吧！

求助，是一個選擇，也是一種能力。適時地讓自己不要什麼都自己一肩扛起，給自己一個被協助的機會！很多問題自己想破頭也沒有進展，倒不如向外尋求幫助試試看，也許會有新的曙光也說不定。

心理師的暖心提醒

- 求助，是需要練習的能力。
- 求助，是認清限制、放過自己。
- 先不要擔心對方能否幫得上忙，儘管說出你的困難。
- 求助，是與他人互動交流的機會。

請家人幫忙，你可以這樣說

擁有溝通技巧，讓要求變成請求

許多照顧者心裡的難言之隱常常是，知道需要尋求幫助，但是往往不知道怎麼開口，即使是最親密的家人，有時候往往更難開口。害怕被拒絕、害怕被質疑，許多照顧者就這樣話到了嘴邊，就又吞了回去。

「我想要請哥哥姐姐們幫忙，但我不知道如何開口……好像這就是我應該做的，也怕被他們拒絕。」

「我不習慣請人家幫忙，乾脆自己來比較省事，又覺得都只有我在做事。」

「我真的可以請家人幫忙嗎？他們應該會拒絕我。」

「沒有人想要照顧，問了也是白問。」

不知道為何，照顧是全家人的事情，但照顧的負擔往往落在某位看似比較有空、願意付出、沒有結婚的人身上，若是這位照顧者，不習慣向旁人求助，其他家人也不知從何幫忙起，久而久之，照顧的壓力都落在某一人身上，是會壓垮主要照顧者的。

和家人的溝通技巧

雖然這些回應後面都有著不同的苦衷，但是還是建議照顧者大膽地邀請其他家庭成員共同分擔照顧的事務，也讓其他家人有照顧的機會，也許他們不一定意願，但還是要「讓個位置」給他們。就像是過年大掃除一樣，大家分工合作共同完成打掃，照顧家人更是如此。

在邀請家人幫忙的過程中，如果能善用溝通技巧，會增加家人幫忙的意願，也更能傳達出照顧者需要協助的地方。勇敢求助，讓溝通無礙，以下分享四個請家人幫忙的溝通技巧，讓你體驗一下，同樣是請家人幫忙，換句話說的效果卻大不相同。

◎請家人幫忙時，盡量不說「幫我」，是「幫被照顧者」

╳麻煩「幫我」買尿布回來。

○麻煩「幫爸爸」買尿布回來。（這個比較難以拒絕，因為是爸爸要用的尿布）

讓這個幫忙是在幫「被照顧者」，是在幫爸爸、媽媽而不是幫我，自然會讓人不好意思拒絕。

◎提出需要幫忙的清楚時間

╳禮拜天可以請你幫忙照顧一下爸爸嗎？

○禮拜天「下午一點到三點（清楚的時間）」，你能否照顧一下爸爸，我需要出門辦事。

想要被幫忙的時間愈清楚越好，這樣可讓他人思考這時間究竟能否幫忙，又或者怎麼「橋一下時間」幫這個忙，所以要清楚講出需要幫忙的時間。

◎提出需要幫忙的具體事情

╳禮拜天可以請你幫忙照顧一下爸爸嗎？

○禮拜天下午一點到三點（清楚的時間），你能否「帶爸爸去公園走走（具體事情）」，我需要出門辦事。

對於平常不是主要照顧者來說，要請他們幫忙最好講清楚幫什麼，否則他們可能也會擔心自己能否做得來，這時間可以做些什麼、怎麼照顧，沒有想像中可怕，也許會增加幫忙照顧的意願。

◎給出選擇題，你可以A或者B呢？

╳禮拜天可以請你幫忙照顧爸爸嗎？

○禮拜六「早上十點到十二點」或者禮拜天「下午一點到三點」，你哪個時間有空照顧爸爸？我需要出門辦事。

○你要去買尿布還是煮飯？（OS：這兩個不選一個幫忙好像說不過去）

給出選擇看似給了對方決定權，也會讓人自動化地二選一，最後不管選哪個都可以幫忙了！

上面四個例子，希望讓照顧者在請家人幫忙時，透過一點點的溝通技巧，同樣的請求換句話說，可以大大提升家人願意幫忙的機會。提醒照顧者在觀念與心態上一定要做調整，不要因為怕被拒絕、怕麻煩、不想看人臉色而先打退堂鼓，請家人幫忙一次不成功、二次不成功沒關係，重點在讓其他人知道你需要幫忙、你需要休息。

心理師的暖心提醒

- 提供明確需要幫忙時間點，才能讓對方思考。
- 說明需要幫忙的具體事項，也是一種體貼。
- 提供需要協助的選項，讓家人有選擇的空間。

你累了嗎？居家照護的十大壓力指數檢測

「我照顧的好累」、「我肩膀好痛」、「我晚上很難入睡」、「我變得不想和人有接觸……」照顧者常常承受著許多層面的壓力，壓力可能來自於被照顧者，或是身邊的親友，甚至是自己給的壓力。因為對於照顧有一定的期待，也從期待中產生出照顧的壓力。

建議照顧者們，可以定期地觀照自己的壓力指數有多少？切記照顧別人之前，要先把自己照顧好。當我們狀況良好時，照顧的品質也會比較穩定、安全。

看看你的壓力有多少

以下是簡單的小測驗，來檢視一下你目前的壓力指數，以下是壓力反應的十種徵兆，符合的徵兆請打勾，一個勾為一分，最後再請對照檢測結果。

壓力檢測表

壓力徵兆	說明	符合請打勾
注意力不集中	常常一件事情做到一半，就因沒耐心、注意力不集中、甚至是忘記而中斷。無法專注在一件事上太久，想轉移壓力而去做其他事情，導致原本要做的事無法如期完成。	
肩頸痠痛	肩膀代表者承擔，平時肩膀幫我們扛起壓力與責任，所以當壓力大時會造成肩膀肌肉僵硬與痠痛，可摸摸自己的肩膀感覺是有彈性、軟的、或者是硬的、痠痛的。	
煩躁憤怒	有壓力時容易讓人煩躁、情緒不穩定，也容易對身邊的人事物看不順心，想要藉由發脾氣與吶喊來宣洩壓力，心情無法平靜下來。	
退縮	因為種種因素（疲累、心情不好、身體不舒服）而不想接觸新的人事物，減少與親友的聚會，並且對任何事情都提不起勁，越來越少出門、出門戴口罩避免與人互動。	

焦慮	對於尚未發生的事情容易感到緊張、情緒起伏大，擔心明天、下個月、下下個月的事情，擔心會發生不好的事情。食慾不好、胸悶、心悸、肚子不舒服等身體不舒服的情形發生。
憂鬱	對事情的看法與解釋比較負面、悲觀，看不到好的可能與希望。覺得生活空虛、無意義、無力、容易哭泣，覺得自己沒用、沒有存在意義與價值、甚至想死。
失眠	即使要睡覺了，頭腦還是停不下來「不停運作」的狀態，以至於沒有辦法好好地休息，躺了好幾個小時才睡著，也睡不好，起床後，仍然覺得疲累、頭疼、頭暈等等現象。長期的睡眠不足，會降低人體的免疫力。
身心疲累	覺得身體與心理都很疲累，什麼事情都不想做，以往有興趣的事情變得提不起勁，只想休息與睡覺。嚴重的人會想睡著不想醒來，就不用再面對壓力了。

	身心症	這是一種生理、心理症狀互相影響所呈現的疾病。心理的壓力造成身體上的不舒服稱為身心症，身心症常見的疾病如偏頭痛、氣喘、心悸、拉肚子、胃食道逆流、胃潰瘍……。
	免疫力下降	壓力會造成身體的免疫力下降，導致身體產生種種不適，例如：鼻子過敏、皮膚過敏、常常感冒等等，而且不容易復原。
總分	分	

壓力檢測結果

分數	壓力指數	結果
1分	正常	恭喜你，把自己照顧的很好喔！
2～3分	輕度壓力	讓自己安排時間休養、調適心情或找親友聊聊。
4～5分	中度壓力	找醫師商量，設法減輕身體與心情的不舒服。
6分以上	強度壓力	不設法調解會有危險，建議找專業醫師進行治療。

壓力檢測的分數當然是愈低愈好，如果以上十個壓力你勾選超過六個，代表你的壓力指數已經超標了！請立即找身邊的親友聊聊，或者尋求專業的心理師或醫師進行治療（詳情見P.168），千萬別自己悶著、不好意思求助而讓壓力日積月累，哪一天壓力會以爆炸的方式來呈現就更難收拾心情了。

如果不知道去哪裡尋求幫助或不方便出門，可以拿起電話撥打各縣市的生命線（撥打1995），或者各縣市的張老師（撥打1980），讓受過訓練的輔導員和你聊聊，不要讓自己單打獨鬥，有個人和你聊聊，也許照顧的壓力與負荷不會減少，但可能有不同的角度來思考，會看見不同的契機與希望也說不定。還有，偶爾哭一哭，也很好，也會釋放掉一些沉積的壓力。更多可諮詢的專線，請見附錄1長照資源總整理（P.225）

第三章

照顧好自己，才有照顧品質

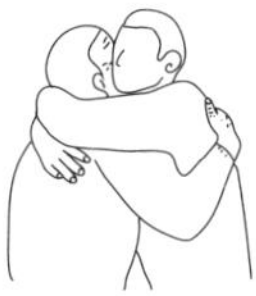

照顧過程中，我們容易遺忘了自己，
忽略自己也需要被照顧，
還請照顧著家中長者的你，
也好好照顧自己，才能有好的照護品質。

小心身心症找上你

身體檢查不出來怎麼了嗎？

在照顧家人的路上，如果自己身體總是不舒服，卻找不出原因的話，可能是因為壓力與情緒的影響導致。源自於心理壓力而產生的症狀，其實是身體在提醒你，需要留意心理狀態了。

阿凱每次到醫院照顧爸爸時，總是感到腸胃不舒服，總是拉肚子或吃不下東西……去了腸胃科檢查也沒有問題，最後醫生把他轉介到身心科。阿凱與精神科醫生聊完後才發現，原來自己因為與父親長期緊張的親子關係，讓他現在面對癌末父親時內心百感交集，對於來不及和父親和解感到懊悔與不捨，這些情緒壓力導致阿凱每次只要到醫院看爸爸，就容易有各種腸胃症狀出現。

美瑩常常三不五時就頭痛、關節痛、胸悶、心悸、心臟痛，兒子只好趁休假時帶美瑩去逛醫院（doctor shopping），幾乎各科都要看過一輪了，但除了高血壓以外，也檢查不出確切的疾病。最後也是到身心科與心理師晤談後，才了解到自己因為獨居，對於孩子們都不在身邊而感到寂寞孤單，總是會擔心自己在家裡萬一發生意外都沒人知道，只有在兒子帶她去看醫生時才會感到被在意，才會因此有各種症狀出現。

以上兩個例子可以發現，身心症其實是身體與心理互相影響的疾病，可能因為心理的壓力而產生身體上的不舒服，也可能本來就有生理的疾病，因遇到壓力事件而誘發或者更嚴重。身體與心理的因果關係不容易釐清，因為身體與心理本身就是一個整體，無法完全拆開來看待。如症狀久未改善，也可能造成身體器官的器質性病變。

從「心」看待身體的不適

在照顧者身上常見的心理影響生理的狀況，其實很多。下面列出常見的身體不適症狀與疾病，是因為心因性的壓力而造成的身體疾病，如果只是頭痛醫頭、腳痛醫腳是不夠的，因為病源是「心」，如果針對身體不適就診後沒有好轉，那麼你可以考慮到身心科就診，從身體與心理上來看待身心是如何互相影響的。

從幾個身體系統來看，身心症可能會出現的症狀與疾病如下：

- 皮膚系統：異位性皮膚炎、濕疹、皮膚過敏、圓形禿、乾癬、搔癢、多汗症。
- 消化系統：胃潰瘍、胃食道逆流、腸躁症、嘔吐、吞嚥困難。
- 呼吸系統：氣喘、胸悶、心悸、過敏性鼻炎、過度換氣。
- 骨骼肌肉系統：類風溼性關節炎、下背痛、纖維肌痛症。
- 泌尿生殖系統：經前症候群、不孕、性功能障礙、尿床症、頻尿。

- 內分泌系統：甲狀腺亢進或低下、糖尿病、肥胖。
- 心血管系統：偏頭痛、高血壓、心臟病、心律不整。

如何預防身心症

既然是來自心理的壓力所造成的，那麼除了解決身體的症狀之外，同時也要探索自己的內心，是否有需要解決的問題。當然，身心症是可以預防的，以下列出幾個平日可讓自己調適壓力的方式，只要心情放鬆了，身體的病痛也會自然減少。

◎不過度要求自己、放下完美主義

很多的壓力其實都源自於自己，期待自己把事情做好，於是要求自己，以高標準看待自己，當然就會產生壓力。例如：先生期待你每天都煮晚餐，如果你也這麼期待自己，那麼你就會努力做到先生的期待，最後卻產生了壓力！又或者你覺得每天煮晚餐很累，於是放下想要當個完美太太的自我期待，或許就可以勇敢地告訴先生可能無法每天煮晚餐，不過度要求自己、勉強自己。

◎找出自己的價值、肯定自己

在照顧家人的過程中，也許家人不懂得和你表達感謝，看著家人的身體一天一天地退化，我們很容易看見自己照顧不周的地方，或者感到挫折與無助，別忘了，只要我們盡力陪伴與照顧，請肯定自己的價值，每天都告訴自己，你盡力了！你正在做的是對家人來說很重要的照顧陪伴。

◎了解自己的限制、不過度承擔壓力

了解到自己一個人獨自承擔是過度負荷的，需要有人來幫忙讓自己喘口氣，不管這個人是其他家人或者另外請來照顧的人，這些都可以和家人共同討論，別讓照顧壓力都自己一個人承擔，就算要花錢請人照顧也別捨不得讓自己休息。了解到自己可能有體力上的限制、經濟上的限制、時間上的限制等等。接受這些限制，才有機會請大家共同幫忙，減輕自己的壓力。

◎有困擾的心事，不要悶在心理，找親友抒發心情、交流意見

許多人在遇到壓力煩惱時，通常會自己一個人悶著，不好意思找其他人說，怕

打擾別人、甚至怕造成他人心理負擔，「聽我講這些，會不會讓人心情不好」很多人會有這樣的假設，但事實上不一定會影響他人，有些親友會有被需要的感覺，兩人關係也會因此更親密更靠近。

所以，一定要有可以傾訴煩惱、聽你講話的朋友，這個朋友會在你需要的時候陪伴著你，與他們談話、交流意見之後總是能夠得到心情上的抒發，或是解決問題的方式。

◎平時關心自己，若有不適請尋求專業醫生

照顧者在照顧家人時，通常因為無法抽身、專心照顧家人，容易忽略自己的心情以及身體的不適，一點不舒服會覺得是小事或者沒時間去看醫生，而把小病拖成大病的可能。若真的需要看醫生請務必找其他人家人幫忙照顧，平時也留意自己的心情與身體的感覺，別反而累倒，讓自己成為下一個需要被照顧的人。

◎做讓自己放鬆的休閒活動

爬山、做瑜珈、種花草、找人聊天、聽音樂……都是很好的活動，預防身心症

的關鍵就是讓心情放輕鬆，每個人都有適合自己的休閒活動，**到了中年請一定要了解怎麼愛自己、照顧自己、讓自己放鬆**，因為你如果不懂得照顧自己，別人也不會懂得怎麼好好對待你。讓自己的心情平靜、安定，身體也才會得到真正的健康，心情好了，身體也會放鬆的。你知道做些什麼可以讓自己身心都放鬆嗎？不要猶豫，趕快去做吧！休息，是為了走更長遠的路啊！

◎ 每天三次深呼吸、腹式呼吸一分鐘

有時候要放鬆並不一定要去哪裡或做什麼活動，在這裡介紹我平常會做的腹式呼吸，可以讓我的身心靈暫時休憩一下。在做腹式呼吸時，會把注意力放在呼吸與身體的變化與感受上，不知不覺頭腦就慢下來了。腹式呼吸也可以讓我們在短時間內把氧氣吸進身體裡面，讓氧氣進入身體，廢氣排出體外的呼吸法，而且是個不限時間與地點就可以做的活動。吸氣時肚子鼓起來，吐氣時肚子慢慢凹進去，緩慢做幾次吸吐，把注意力放在一吸一吐之間，身心靈也會逐漸慢下來得到放鬆。（更多呼吸冥想請見 P.156）

以上簡單提供幾種可預防身心症的方式，不管透過什麼活動與認知上的轉念，就是讓身心靈盡量放輕鬆就對了！（更多放輕鬆以及照顧自己的方式請見P.154）

心理師的暖心提醒

- 適時抒解壓力，不要讓自己變成壓力鍋。
- 記得找朋友聊聊天、分享心情。
- 尋求醫師或心理師的幫助，緩解身心不適並找出壓力來源。

顳顎關節障礙

近年來常見的照顧者疾患

最近幾年經常見到照顧者出現下顎僵硬、疼痛的顳顎關節障礙，起因多半是因為壓力太大，無法獲得適當的舒緩而造成，嚴重的話可能會讓嘴巴張不開。看似可怕，但只要平日適當調解壓力，就可以預防。

四十二歲的培培，在生了小孩後請育嬰假在家照顧小孩，此時又遇上爸爸腦中風；而本身就有焦慮症的媽媽，常常會打給培培訴苦：「爸爸又不高興了、不想復健。」等等照顧困擾，因此培培也三不五時需要帶著孩子回娘家幫忙照顧爸爸。最近先生告訴培培半夜聽到她在磨牙，有時還會說夢話，這才讓培培發現最近自己都睡不太好，半夜幾次醒來覺得下顎僵硬、疼痛，幾個月後，培培某天醒來要刷牙時，發現嘴巴張不太開，才開始覺得情況嚴重，趕緊去醫院找醫生求救。

醫生確診為「顳顎關節障礙」，並詢問培培是否壓力太大、睡得不好、會磨牙，並說明顳顎關節障礙病人通常以十五歲到四十五歲居多，其中女性發生率為男性的三至九倍，這才讓培培了解到自己原來已經處在身心壓力大的照顧生活中。要不是身體出現這些不舒服的症狀，可能不會發現自己是需要放鬆休息了。

培培是家中排行老大，習慣扛起壓力與責任，遇到困難也通常自己解決，不太會找其他人一起想辦法，所以自然沒什麼可以談心的朋友。醫生建議培培應該適時地放鬆與排解壓力，睡前不要想煩惱的事情，讓心情逐漸放鬆，有良好的睡眠品質才能遠離顳顎關節障礙。

壓力大造成的顳顎關節症

近幾年開始經常聽到一個病症，是以前比較少聽過的，這些年發現愈來愈多人有類似症狀，殊不知你也可能有「顳顎關節症」。

肩頸痠痛、耳鳴、偏頭痛、臉頰僵硬緊繃、下顎痛、聽力下降、張口疼痛、嘴巴忽然打不開或合不起來，這些可能是「顳顎關節障礙」惹的禍。照顧者的身心壓力大，讓愈來愈多人患上這種令人痛不欲生的文明病，嚴重時會無法張嘴、進食困難、臉型歪斜。因為每個人症狀不盡相同，所以很多人一開始都跑到耳鼻喉科或骨科，但其實是要找牙科或者口腔外科，來進行進一步的復健與治療。

患上此病最根本的原因是：身心壓力大，造成顳顎關節附近的咀嚼肌僵化，所以還是要從調適身心來著手才能治本，另外還可以搭配臉部肌肉放鬆運動，來軟化僵硬的咀嚼肌即可減輕不舒服的症狀。

身體與心理互相交錯影響著，讓每個部位都息息相關。當你出現肩膀痠痛、嘴巴咀嚼肌僵硬疼痛、偏頭痛……等症狀時，都是身體在發出抗議來提醒你，如果身體會說話的話，他會說：「請看看我、請照顧我。」**通常在生病之前，其實身體會用各種症狀來發出警訊，如果長期忽略身體的不舒服，久而久之，身體就只能用更嚴重的疾病來引起你的注意。**

建議你在睡前，靜下心來去感受一下身體不舒服的部位，把注意力放在不舒服的部位，去感覺、聽聽看身體想告訴你什麼，試試看，你可能會聽到他和你說：「我好累、有點不舒服、我想休息」，接下來，就要花點心思去照顧自己囉！

臉部肌肉放鬆法：包子、獅子

有兩個幫助臉部肌肉放鬆的小撇步，注意，這是在嘴巴還可以自由張口、兩頰沒有疼痛的程度，病症尚未嚴重時做才有效，如果到了嘴巴不太能自主張口，那麼請盡快至牙科進行治療。

我曾經上過一門表達性藝術治療的課程，其中一個有趣的小活動我覺得非常適合放鬆臉部的肌肉。簡單來說，就是把你的臉變成「包子」，把五官都往臉部中間擠，接著再變成「獅子」。把臉部一下變包子，一下又變成獅子，在這一縮一放之間，臉部就等於在做肌肉伸展的運動。如果把這臉部運動當成小遊戲玩，心情也會跟著輕鬆起來。

我自己是在變成獅子時，咀嚼肌像伸懶腰般得到伸展，我也容易在此時張大嘴巴打個大大的呵欠，接著眼睛就濕潤許多，打呵欠是讓頭腦休息很好的活動，會不自主地大口深呼吸，若能同時伸懶腰，更能讓身心得到舒展。

✠ 幫自己的咀嚼肌按摩

顳顎關節症，其實就是咀嚼肌因為緊張而僵硬，所以透過按摩的外力來鬆動咀嚼肌，即可軟化原先緊張的肌肉。

先敲打：用兩隻手的中指與無名指的指腹，輕輕敲打嘴巴周圍的咀嚼肌，尤其是耳朵下方的區位，像是擦上臉部保養品那樣保養臉部，咀嚼肌會因為你的按摩而逐漸放鬆喔！

後揉：兩隻手握拳貼著臉頰，用拳頭突出的關節來做圓圈的搓揉，把緊繃僵硬的咀嚼肌搓揉開來，去感覺哪邊特別痠痛、哪邊可以多揉幾下？身體，自然會告訴你他的需要喔！

在做臉部咀嚼肌放鬆按摩時，請把動作放慢，專注力放在被按摩的臉部肌肉，靜下心來溫柔地對待自己。一天至少安排一次五分鐘的按摩，剛開始可能邊做腦中還在想東想西，慢慢地多練習幾次，腦中的雜念會逐漸減少，便可達到「空、靜心」的狀態，心情也會平靜下來，心鬆了，肌肉也會隨之放鬆的。

如果你每天都有做以上的臉部肌肉放鬆小活動，三到五天沒有減輕痠痛與不適感，建議還是要到牙科做進一步治療與檢查較為安心。最重要的是睡個好覺也是面對顳顎關節症的最佳解決方法，所以讓自己身心放鬆，好好睡上一覺吧！

心理師的暖心提醒

- 女性發生的機率比男性高。
- 進行臉部肌肉放鬆運動，或自我按摩。
- 前往牙科進行檢查。
- 減少壓力，睡個好覺是治本之道。

喝杯喘息咖啡與善用輔具資源

照顧者，你可以這樣減輕自己的負擔

只要是人都需要休息，更何況是勞心勞力照顧著家中長者的人。喝杯咖啡喘息一下和運用輔具資源，可以提升照護品質。喘息咖啡，不只讓你在咖啡香中放鬆，也能與其他人交流照護經驗得到人際支持；而輔具資源的運用，更有如強力的臂膀，成為照顧日常裡的最佳輔助。

麗華今年六十二歲，幾年前從護理師的工作上退休。自從爸爸肝癌過世後，南投老家就剩下媽媽一個人獨自生活。雖然麗華正計畫著自己的退休生活，畢竟好不容易孩子都各自成家了，自己也不必再工作了，但是，獨居在南投的媽媽很讓人掛心，萬一出了什麼意外，可能都沒人知道。

索性麗華的先生也很支持她，所以提議接媽媽來台北一起住，於是在與兄長們討論後就把媽媽接來。如此一來看得到媽媽，老實說讓麗華安心不少。年事已高的媽媽，真的有許多日常大小事都需要幫忙，多虧了她的護理背景，比起其他人免去了摸索照護技巧的過程，然而，對於照顧者壓力的調適與放鬆，她也在學習的路上。

因為有護理背景的照護經驗，麗華知道要照顧家人之前，也需要照顧好自己。所以有時會請先生看顧幾個小時，讓自己去和朋友吃飯、逛街、喝咖啡放鬆一下，這幾個小時的「暫時離開」、「放下照顧者的角色與壓力」，讓麗華有機會調適身為照顧者的壓力，回到家時臉上可以掛著微笑、心情依然保持輕鬆愉悅，還可以在內心深處讚嘆自己、感恩自己能陪伴媽媽一同老去。

在照顧他人與自己之間取得平衡

如何在照顧他人與照顧自己之間取得平衡，一直是照顧者的核心課題。我認為照顧者的喘息可以從「喝一杯咖啡的時間」開始，漸進式地放下照顧者的沉重角色。從短時間的分開開始練習，先是半小時、一個小時、一個半小時、兩個小時……逐漸增加雙方分開的時間。**照顧者與被照顧者雙方都需要「練習放下」**，減少雙方的分離焦慮，尤其要請照顧者一定要擠出時間、空出時間，讓自己有喝一杯咖啡的時間來喘息。

一杯咖啡可以做什麼？一杯咖啡，可以讓忙碌疲累的心喘口氣得到抒解；一杯咖啡，可以讓疲累的照顧者偷個閒；一杯咖啡，可以讓人暫時放下煩惱。

咖啡達人黃瑞志指出，咖啡其實是讓人放鬆的飲料，喝到一杯「好的咖啡」，能使身心放鬆，促進基礎代謝。除此之外，咖啡因會讓腦內的多巴胺增加，讓人覺得心情愉快。

「從咖啡豆開始沖泡咖啡，所散發出來的咖啡香氣會有效增加許多能夠幫助腦部放鬆的α波。特別是藍山和瓜地馬拉的咖啡豆，散發出來的α波，比其他品種的咖啡豆還要多。」杏林大學的古賀彥名譽教授說。

難怪現今許多人願意每天花將近一個便當的錢來買杯咖啡，因為那個香氣與味道實在誘人，也確實能夠減輕壓力，讓人心情放鬆愉悅。在還沒喝下咖啡之前，香氣就開始催化著腦部，彷彿喝杯咖啡就是一種讓腦部休息的自我照顧，在咖啡喝完之前，我們都可以趁機偷個空閒，暫時忘卻煩惱。

因為這個概念，中華民國家庭照顧者關懷總會推動「照顧咖啡館」，除了提供照顧者能暫時抽離照顧壓力的休憩場所，更希望能打造成社區性的「長照情報站」，藉由彼此的資訊分享及心情交流，讓照顧者知道，在家庭照顧這條路上，你我並不孤單。目前全台已經有八家咖啡館加入響應，也許在「照顧咖啡館」會遇到和你一樣的照顧者可互相支持陪伴，找到一點力量能夠繼續撐下去。所以，找一天來去喝杯咖啡吧！

在這裡不只喝咖啡，可以取得長照資訊、有專門辦給家庭照顧者參加的喘息支持活動、還可以透過中途職場實習計畫重返職場，讓想重回職場的照顧者可以順利轉換新的生涯。

另外，你還可以到中華民國家庭照顧者關懷總會官網（www.familycare.org.tw）線上申請、或撥 02-2585-5171 由專人確認後即可獲得「喘息咖啡兌換券」，一年可兌換十杯飲品，每次最多可兌換二杯。如此溫暖的飲品，不只喝咖啡，在咖啡廳裡還可以得到照顧上相關的資訊，希望溫暖你的心，同時也實際地解決你的照顧問題。

所以真的鼓勵照顧者：「再忙，也要喝杯咖啡。」不管是約朋友一起喝，或者只想要自己靜靜地在咖啡廳發呆。另外，若有咖啡館想與家總一同打造溫暖的照顧咖啡館，可撥打0800-507-272專線洽談，讓全台灣更多的家庭照顧者能在照顧家人之餘，有個咖啡館可以找到和自己一樣的照顧者，彼此相互打氣。

善用輔具來減輕身體的照顧負擔

小華趁著大學畢業找工作空檔先在家照顧奶奶，中午幫奶奶從床上移到輪椅上吃完午餐後，再帶奶奶出門做復健，回來後抱奶奶到浴室洗澡，沒想到一個月下來身體也受不了，開始覺得背部痠痛、似乎還有輕微拉傷。

他只好到家裡附近的診所復健，治療師說許多的照顧者因為不了解輔具的運用，或者不知道怎麼挑選適合的輔具，只好用自己的蠻力來抱家人，長期下來造成自己腰痠背痛甚至扭傷，除了看醫生復健，也要學習善用輔具來減輕身體負荷了。

挑選適合的輔具是一門專業，常見的輔具如：拐杖、輪椅、洗澡椅、便盆椅等等都要依不同情況做使用，拐杖就分為四腳拐、前臂拐、手杖、腋下拐，隨著病情的變化（退化或復原），需要用的輔具也會有所不同，所以有時候過渡期間，輔具是可以用租借的，也許用了一個月後就需要換上不同的輔具了。

市面上輔具多達上萬種，怎麼挑選適合的輔具呢？其實政府在各縣市都有設置輔具資源中心，就近服務民眾，運用適合的輔具不管是對照顧者或者被照顧的人來說，都可以減輕身體上的負擔。

輔具資源中心也提供完整的服務，從輔具諮詢，輔具挑選、居家無障礙空間怎麼改善、浴室如何加裝扶手、輪椅在家裡怎麼進出有門檻的房門，甚至是補助相關的申請，都可以從中心得到解答。除此之外，也包含輔具租借、維修與回收，都是輔具資源中心能提供的協助。簡單來說，有關於輔具的任何問題，都可以洽詢戶籍地或所在縣市的輔具中心，輔具資源中心聯繫方式，詳見P.230。

心理師的暖心提醒．照顧咖啡館

- 極簡咖啡 02-2363-9734 台北市大安區泰順街2巷42號
- 復華咖啡 02-2717-1939 轉13 台北市中山區遼寧街185巷11號
- Mass Café 02-2961-0610 新北市板橋區南雅南路二段11之28號
- 養親輳 03-428-2691 桃園市中壢區環中東路二段488號
- 杜蘭小麥 03-571-2380 新竹市東區建新路66號2樓
- 有本生活坊 04-2700-3618 台中市西屯區逢甲路253巷47號
- A WAY CAFÉ 06-200-8953 台南市東區小東路368號
- 做做手藝體驗空間 07-724-8768 高雄市苓雅區四維二路104號3樓

快樂，是一種選擇

你願意讓自己過得好嗎？

不快樂，是許多照顧者臉上的神情。不過，快樂是可以選擇的，只要你願意拋下罪惡感、善待自己，照顧別人的同時也不忘照顧自己，你也能當一個不悲情的照顧者，讓自己笑容滿面，說不定能感染需要被照顧的長者，讓長輩心情也跟著陽光起來。

小珊從小父母離異，媽媽獨自撫養她和弟弟，早出晚歸一天做兩份工作。因為媽媽省吃儉用，所以小珊大學畢業後就算已經自己賺錢有收入了，也和媽媽一樣不敢買自己喜歡的衣服，超過五百元的衣服要想很久不捨得買、朋友如果約太貴的餐廳聚餐，小珊也覺得一餐要吃這麼多錢很浪費、對於花錢容易有罪惡感、不敢對自己好……。

沒想到在小珊四十歲那年，媽媽早起出門工作的路上出了車禍半身不遂，弟弟是職業軍人尚有合約中，於是小珊向公司申請留職停薪先回家照顧媽媽，這讓小珊的生活圈又變得更小，整天都是在家和媽媽相處，媽媽因為不能自由活動需要人照顧開始情緒不太穩定，偶爾會說：「不想拖累你們，我去死一死好了！」小珊對於媽媽這些話感到生氣又無奈，看不見未來的生活還有什麼希望。

有一天她發現，自己已經不知道多久沒有感到快樂了！

「家人過的不好，我怎麼能過的好？」、「我怎麼能過得比爸媽好？」、「我可以擁有快樂的生活嗎？」、「快樂離我好遙遠。」如果家裡的長輩是捨不得對自己好的，那麼子女也會捨不得對自己好；如果家裡的氣氛是緊繃不快樂的，那麼子女也就習慣過上不快樂的生活。快樂，只是個有距離的名詞，和自己沒有關係。「不敢、也不習慣」讓自己快樂。

真實的情況總是打破我們所以為的既定印象，不是每個人都想要快樂，不是每個人都願意讓自己過得好的。不少人對於擺在眼前的幸福快樂是猶豫不前。尤其對於沒日沒夜在照顧他人的照顧者，生活重心幾乎都以家人為主，不知不覺地失去自己，甚至有被掏空的感覺，在照顧他人與照顧自己之間已經「失衡」了！

照顧別人的同時也善待自己

照顧是長時間的付出，所以更要不時地調適自己的身心，才能夠繼續這漫漫長路，不只是為了自己，也是為了被照顧者。我們不能消滅壓力，生活中也不可能沒有壓力，但我們可以與壓力和平共處，與壓力當盟友，壓力就會變成我們前進的驅動力。

記得，想照顧別人，請先照顧好自己。照顧自己其實不只是去買喜歡的東西、去餐廳吃美食而已。是溫柔對待自己、善待自己。在做得好時，肯定自己，在做得不好時，安慰自己、鼓勵自己。

這是一個很簡單也很不簡單的功課，現在，我們可以開始練習——觀照自己，關心自己、照顧自己。把心從紛紛擾擾的外在環境拉回內在身體與心理安頓，讓心安住在身體裡就是達成身心合一，得到身心靈的平靜。

有時候，我們會忘記關心自己，讓自己快樂；記得要去照顧別人，卻遺忘了自己也需要被照顧。甚至，不敢讓自己開心，會有點罪惡感。現在開始，你只需要在內心告訴自己——「我，某某某（你的名字）從現在開始，選擇讓自己快樂，快樂是我的好朋友，是一個生活習慣與選擇，每天我都要更靠近快樂一點。」

讓自己快樂，需要多練習，一回生二回熟，想獨處或者找朋友、運動或者想休息、大哭或者大笑、吃養生餐或者鹹酥雞……快樂的方式沒有標準答案，因為你自己就是快樂的主人，你的答案就是答案，笑是一天、哭也是一天，為自己的人生找點樂子吧！（更多快樂的方法請見P.155）

學會說不，當個「不悲情」的照顧者

在我接觸的照顧者中，發現大家對於照顧者有個既定的印象，通常是外表憂愁、勞祿、悲情、辛苦、睡眠不足……這樣才像是個長期照顧家人的照顧者，大家會說：「真是辛苦你了。」我也遇過不少的照顧者是從容、優雅、把自己的內在外在打理得不錯的照顧者，這樣有智慧、有資源、有能力的照顧者，反而是低調不太敢和大家分享自己是如何花了多少的心力，在照顧家人與照顧自己之間取得一個平衡，是如何在照顧者的角色中「找回自己、穩定自己的焦慮」這讓我不禁地想，為何照顧者一定要是悲情的角色呢？

我有一個願景是，打破大眾對照顧者悲慘的刻板印象，邀請那些「不悲情」的照顧者分享在照顧家人的過程中，怎麼保持身體的健康、調適心理的焦慮不安、花了多少的心力讓自己還保有一些快樂的時刻。在照顧自己的身心後，回過頭來陪伴家人時，會更有耐心、幽默、輕鬆的態度，去看待那些原本不可愛的脫序行為，把脫序行為看作是一場搞笑遊戲，當我們心情平穩時，也自然減少與家人硬碰硬兩敗俱傷的機會。

如果你平時習慣去照顧、配合他人，不敢對他人的請求說不，以下三個步驟可協助你練習適時地說「不」：

1、**自我覺察：**在什麼情況下，無法說不？說不會怎樣？如果我說不，對我以及他人會有什麼不同？我無法說不的原因在哪？我在擔心什麼？

2、**練習委婉拒絕：**有機會試著說：「抱歉、我沒辦法、我有困難。」、「請等等，讓我想一下。」、「不好意思，不行耶！」在內心多演練幾次，等到實際的情境時比較能說出口，畢竟對習慣迎合他人的照顧者來說，「說不」是需要勇氣的。

3、**找到成功經驗：**看看「說不」之後，內心有什麼改變？事情有什麼改變？按耐住內心的焦慮後，發現自己終於可以委婉拒絕他人，沒有想像中的可怕，而且內心可能會有喜悅與成就感，你可以大聲地對自己說：「我終於不再討好、迎合他人而勉強自己了！也不用總是去妥協自己不想做的事情了！」

拒絕不是不幫忙他人、更不是自私，而是你的生活有原本安排好的優先順序，別因為不好意思拒絕，讓其他事情擾亂了原本要做的事；別因為不好意思拒絕，而讓自己精疲力盡。

心理師的暖心提醒

- 快樂，從你願意善待自己開始。
- 你的快樂，會造福你身旁的人。
- 不委屈自己，適時委婉拒絕。

愛自己，很簡單

十五種自我照顧的選擇

在長期照顧的關係中，我認為最重要的是照顧者的身心狀態，唯有照顧者身心狀態穩定，才有被照顧者的照顧品質可言，也才能有較平穩自在的長照生活。

在照顧家人的路上，其實更需要花心力照顧的是自己，因為在照顧他人的過程中，心思幾乎都在家人身上而往往忽略了自己。照顧者如果沒有身體的健康與心情的穩定，在照顧的過程中也容易感到焦慮、煩躁甚至憤怒，當然也會影響照顧品質。然而要照顧自己，一點也不難，甚至不用花費，只要你願意善待自己、關照自己，那就是愛自己的開始。而你善待自己，旁邊的家人朋友也會因此而受惠的。以下是我自己平時會使用，也覺得很受用的十五種自我照顧的方式：

1、好好睡一覺

照顧工作之所以累人，睡眠不足是主要的原因，長期的睡眠不足、無法熟睡，讓人身心俱疲。很多照顧者會說：「已經不知道多久沒有好好睡覺了！也不敢熟睡。」尤其是照顧失智症的家人最為棘手。行動能力還正常（需要人看著怕跑出去），但認知功能已經退化，半夜不睡覺起床亂跑、睡眠時間不定時……這都讓照顧者無法好好睡一覺，長期下來對於腦部的認知、思考、判斷能力等等都會受到損害，更會讓照顧者有憂鬱、躁鬱、身心症、精神不濟的狀況。所以我想對照顧者來說，最好的自我照顧應該就是好好的睡一覺！想辦法請人幫忙幾個小時，讓自己安心地睡上一覺吧！

2、無濟於事，不如放下

許多會失眠的人其實是睡前腦子停不下來，開始想著明天、後天、大後天的事情、尚未發生的事情。根據研究，百分之八九十的煩惱都不會發生，這說明了，我們花了很多時間去焦慮、害怕、擔心，幾乎都是白費了力氣。只要了解這個道理，以後在煩惱焦慮時，請告訴自己，要怎麼「做」才能減少此煩惱，實際去「行動、解決」來減少壓力事件，別讓煩惱一直停留在腦海中無限循環徒增壓力。最後，如果此煩惱真的無解，那就放過自己、交給老天吧！我們能做的就去做，不能做的就放下吧！我們不可能控制一切，當無法控制時，請順著生命之流，並相信一切都會有安排的。

3、呼吸靜心冥想

靜心冥想是近十年熱門的身心靈活動，全球有愈來愈多的人進行此活動。外在環境愈快速愈複雜，渴望靜心的人就愈多。靜心，簡單來說就是讓心靜下來，能減少肌肉的緊張程度，緩和焦慮、憂鬱、憤怒等情緒，透過靜心的同時也在整理、清理自己的思緒，甚至得到深層的休息，恢復體力。剛開始練習靜心冥想時，如果有老師進行實際引導會更容易學習，以下介紹幾種簡單的靜心冥想，練習幾次過後會漸漸地抓到訣竅，讓自己的心平靜下來，每天只需要五到十分鐘，就能體驗到呼吸靜心冥想所帶來的愉悅與穩定的力量。睡覺前靜心五分鐘，可以讓情緒放鬆，幫助自己更容易入眠。

首先，找個安全舒適的地方讓自己自在地坐著，雙腳踩在地板上或者盤腿坐，感受自己被地面支持著，是安全的。開始，做三個腹式呼吸。吸的時候肚子鼓起，吐的時候肚子下沉，把注意力放在鼻腔內的一吸一吐之間「吸～吐～吸～吐～吸～吐～」很好，讓呼吸愈來愈慢、愈來愈深沉，身體的肌肉慢慢放鬆；雜念會慢慢地消失，如果有雜念就去接受它，看著它，關照它，它自然地來，也會自然地離開。

幾分鐘後，脈搏、呼吸、心跳會慢下來，身體的肌肉漸漸放鬆，如果手腳末稍有些微刺刺熱熱的感覺，代表氣血正在流通循環；隨著身體的放鬆，心也能漸漸地鬆開。讓頭腦暫時休息一下，靜下來之後對身邊的感受力會更清明，會有神清氣爽的感受。當然也有不少人會感到想睡覺，那也許，此刻的你需要多點休息囉！

4、陽光冥想、曬太陽

在你心情低落、內心空虛、需要溫暖的力量時，可試試陽光冥想。閉上眼睛想像頭上有金黃色的陽光灑落，籠罩著整個身體，整個脊椎都被金黃色的陽光照耀著，身體會感到些許溫暖，讓陽光灑進你的胸口，讓你的心重新感受溫度，深呼吸，去感受這陽光帶給你的溫度與能量。

如果身體有哪邊不舒服，請冥想金黃色的陽光照正在照耀某個不舒服的部位，那金黃色的光正在療癒與舒緩不舒服的地方。例如喉嚨不舒服時，冥想金黃色的陽光照著你的喉嚨，彷彿那陽光有殺菌的作用，讓病菌都消失，讓喉嚨復原。或者是膝蓋不舒服時，冥想金黃色的陽光照著你的膝蓋，讓膝蓋內損壞的細胞復原。有時我感覺喉嚨不太舒服似乎快要感冒時，睡前我會做陽光冥想，隔天醒來通常喉嚨會好很多。

當然，實際去曬太陽也是很有療效的，不只增加維他命Ｄ預防骨質疏鬆、減少失眠與過敏、幫身體除濕。每當我看到太陽就像看到生命的泉源，趕緊奔向太陽公公的懷抱進行日光浴，心情也會覺得備受溫暖。

5、吸塵器冥想

在你想掃去壓力、煩惱時，可以試試吸塵器冥想，吸走你的負面情緒與穢氣。閉上眼睛想像你頭上有個吸塵器，吸塵器把你身體裡不想要也不需要的雜念、煩惱、壓力、恐懼……負能量從頭頂吸走，你可以在內心重複說：「把我身體裡不需要的能量都帶走。」想像你的身體裡愈來愈乾淨，愈來愈透徹，漸漸地身體裡充滿金黃色的光。不用去思考哪些是不需要的能量，放掉頭腦的運作，只需要去相信這個冥想，是有作用的，讓心慢慢地靜下來，想像身心靈慢慢地變乾淨清明。

6、謝謝你、對不起、請原諒我、我愛你

這四句話可以轉化內心負面的情緒，更可以運用在很多人事物上，運用的方式很簡單。照顧了家人一整天，其實很需要每天留五到十分鐘給自己，可以在睡前自我肯定：「你做得很棒，你盡力了，你辛苦了！」更可以運用簡單的四句話對自己說：「謝謝你、對不起、請原諒我、我愛你。」說個幾次之後，你會發現自己像被安撫、鼓勵、讚美，被溫柔地接納而感到欣慰。

也可以在這四句話後面自行加上想說的話，例如：「謝謝你，忙了一整天。」、「對不起，有時候我還是會責怪你。」、「請原諒我，有時候力不從心，沒辦法做到完美。」、「我愛你，你辛苦了！」這四句話，也可以運用在你想與某個人拉近一點關係上。生活中難免有人讓你感到不舒服，此時你可以在內心和對方說：「謝謝你、對不起、請原諒我、我愛你」說個幾次後你會感到內心的情緒較為緩和，並持續地做，你會發現原本不喜歡的人變得沒那麼敬而遠之了！

7、聽讓自己感到喜悅、平靜的音樂

當聽節奏快的音樂，會使人心情亢奮、心跳與呼吸加快，甚至想手舞足蹈；相反地，聆聽節奏緩慢或心靈冥想的音樂，會有放鬆、減壓效果。所以我們可以善用音樂來調適身心靈，透過自己喜歡的音樂來創造一個內心新世界，不管是什麼音樂，只要是能讓你心情愉悅的，就是當下你所需要的。

8、沉浸於當下的休閒娛樂

沉浸於當下的休閒娛樂可以暫時轉移壓力並且從中得到樂趣，包含攝影、跑步、拼布、畫畫、做手工藝品、烹飪、瑜珈、種花……進行這些活動時可以讓我們專注於當下，藉由「重複性的動作」以及投入其中可以讓我們的大腦暫時拋下壓力、慢慢地放鬆，同時也讓我們有掌控感以及自由創造的自在。

你在做什麼事情時會投入其中，並且忘了時間呢？找個時間沉浸當下試試看。

9、親近大自然、走路靜心

人類最原始的放鬆方式是親近大自然，可以和朋友相約去爬山、公園散步吸收芬多精，或者在自家種小植物盆栽。台灣首位園藝治療師黃盛璘說：「當你照料植物，就是一種療癒。」近距離看到植物所展現的生命力，好像也在提醒我們——生命的堅毅與可貴。

大自然植物散發的芬多精是天然的安定劑，經由肺部、皮膚或腸道進入人體內，可改善腦部神經傳遞訊息情況，有消炎殺菌、鎮定情緒、止痛、提高免疫力的效果。我想這是為什麼有愈來愈多人想遠離塵囂，去郊外走走、去山上爬山，光是空氣就如此讓人安定，更別說是觀看綠色植物也同樣具有舒壓的作用。

當我們在走路、散步、爬山時，專注於你踏出的每個步伐，感覺你腳踩在地上的每一步，土地是硬的軟的、乾的濕的、什麼質地、什麼味道、什麼顏色……這就是「走路靜心」，就是真正地活在當下、真正的腳踏實地。我們的腦一次只能專注一件事情，所以當你把注意力放在當下與大自然的接觸，你所煩惱的壓力會暫時地被遺忘，這就是抒壓的關鍵。

10、吃美食

偶爾讓自己，小小放縱一下，吃自己喜歡吃的東西，只要不是過度攝取，偶爾滿足口腹之慾無傷大雅。就像我喜歡喝珍珠奶茶，可以變通用「一點點」的方式來滿足並維持健康，珍珠減半、奶精換成鮮奶、全糖改成無糖或者三分糖，這樣是不是健康許多呢！香雞排的香味有時也讓人覺得不吃一口對不起自己，買一塊回家幾個人分著吃也是不錯，獨樂樂不如眾樂樂。

研究顯示，吃東西有時候不是真的餓，很多時候是在填補內心的空虛感，所以，能吃自己喜歡吃的東西，確實會讓人心情愉悅並且感到滿足呢！

11、唱歌跳舞吧！

唱歌可以抒發心情，有著釋放情緒的功效，平常被壓抑的喜怒哀樂，到KTV裡藉由歌詞唱出我們的積壓心情，藉由歌詞來訴說我們的心情，可以大叫，更可以大哭，別管它唱得好不好聽呢！除此之外，唱歌也會讓喉部肌肉、臉部肌肉和神經系統得到運動與伸展。不一定要到KTV，只要有聲音隨時都可以唱歌。

跳舞對有些人來說會有壓力，可能覺得「我不會跳舞、跳得很醜」，先拋下這個擔心，其實跳舞就是隨著心情、隨著音樂自由地擺動身體，沒有一定的姿勢與動作，更沒有對錯，和唱歌一樣會讓身體肌肉與神經得到運動與伸展，身體放鬆流動之後，伴隨著心情也會比較輕鬆。

12、好好哭一場

其實我每隔幾個月的時間，就會「找機會」哭一下，我的經驗是，哭完之後精神反而變更好，心情會覺得得到釋放與抒發而變得平靜，眼睛從乾澀變得濕潤，居然連皮膚也感覺變好了。已經有很多研究指出，哭泣，其實有益身心健康，像是在經歷一場身心靈的排毒淨化，因為在哭泣的過程中，像是你不斷地在內心心疼自己、陪伴自己、擁抱自己，這是多麼溫柔地過程啊！

13、減少用手機時間

「你都一直看手機都不陪我」我想這是許多人內心的吶喊！手機是現代人的小三，是我們每天相處最久的物品，除了會造成眼睛乾澀、肩頸痠痛外，也可能造成內心的空虛感。臉書、line裡面有許多「隔空」的朋友，我們花了很多時間滑手機、傳line，減少了真實互動的相處機會，也擠壓到讓自己身心靈休息的時間。

善用手機的便利，但別讓手機主導了我們的生活。觀察一下，長時間用手機你的身心有什麼變化？電磁波是如何影響著我們？搭公車捷運時，讓自己閉目養神吧！有機會遠離人群、親近大自然，你會發現身心靈立刻放鬆許多。

14、別當拯救者

過度的熱心助人、總是想要幫忙他人解決煩惱、覺得自己扮演重要的角色，小心你總是會落入「拯救者」的心理陷阱，然而你會發現你做得再多事情還是沒有好轉，反而開始覺得有些疲累。每個人都要為自己的生命負責，而每個人對自己最好的負責就是把自己照顧好，別想要去拯救某個人。

如果某人選擇過某種恐懼、不開心、不健康、抱怨的生活，那麼旁人是難以改變他的，而且改變的責任也不在你，你也沒辦法改變。不要想當「拯救者」，因為你做再多努力結果可能還是不如預期，只會讓自己筋疲力盡。

接受並且尊重每個人都有自己的命運，我們是人不是神，無法改變任何人的生命。接受他、陪伴他、祝福他，完形學派心理學大師皮爾斯（Perls）說：「只有放棄改變之後，改變才可能發生。」這個意思不是見死不救，而是我們不能把改變他人的責任，都攬到自己身上，讓責任回到當事人本身，他才有自我成長與改變的可能。

如果你了解每個人終究會去經歷喜怒哀樂、生老病死、如果你明白經歷這些喜怒哀樂、生老病死有其生命的成長意義，那又何必去干涉呢！月有陰晴圓缺，人也不可能只有喜悅，經歷苦痛也是讓生命更完整的元素，無可避免。

15、避免犧牲者、受害者心態

這是一種容易掉入的心理陷阱，把自己現在不好的心情、狀態歸咎到他人，以為是別人做了什麼事情，才讓我變成這樣。例如：他都不和我說話、他讓我覺得很生氣、他害我變成這樣。

但其實就算他對我們做了什麼事情，我的情緒也可以「有意識地」保持冷靜，選擇寬容、慈悲，儘量不因為他人的言行舉止而心情受影響，當然這不容易做到，但可以練習讓自己被影響的程度減少。我想說的是，你現在就可以「選擇」愛自己、照顧自己，別再因為誰、什麼事情而犧牲自己，虧待自己。你的犧牲，並不會為身邊的人帶來好處的。

心理師的暖心提醒

- 請在你需要照顧自己時，從中找到屬於你自己的方式。
- 善待自己，從每個呼吸開始。
- 選擇一個你喜歡的方法，天天練習。

有病才要找心理師嗎？

心跟身體一樣，需要保養和照顧

大家對心理師的印象是什麼呢？是生病才要看醫生嗎？睡不著算生病嗎？有時候會不自覺地哭了，是我生病了嗎？這問題沒有絕對的答案，在不了解自己是否需要看醫生服藥前，可以找心理師聊聊，能找到問題癥結並設法解套。

是不是真的心理有問題了，才需要找心理師？就像輕微流鼻涕、喉嚨痛、頭痛幾乎不去看醫生，讓自己多休息自然會好轉；也有人是一有流鼻涕、喉嚨痛的症狀，就會去看醫生服藥來減輕不舒服。看不看醫生，主要的決定權還是在自己，因此也要夠了解自己的身心靈狀態。選擇看醫生服藥，還是找心理師談談內心困擾之前，我們需要對這兩者有概括性的認識，才能找到適合自己的治療方式。

心理師和身心科醫師的差別

大家都聽過心理醫生，反而不太認識心理師，但其實在台灣沒有所謂的心理醫生，正確來說是「身心科醫師」，就是精神科醫師，精神科與身心科是一樣的科別，但因為身心科聽起來讓人比較願意走進去看醫生，所以這幾年精神科逐漸改為身心科讓人比較好親近了。

很多人會因為失眠去身心科看醫生，醫生會根據專業來進行心理評估與診斷，接著可能開肌肉放鬆劑、情緒鎮定劑、安眠藥來幫助你好睡一點。至於為什麼失眠？怎麼去調適心情、怎麼放鬆、自我照顧等等，這需要花更多的時間去自我探索與學習，這時就可以由心理師繼續晤談，身心科醫師與心理師合作雙管齊下來進行完整的治療。

簡單來說，身心科醫師只會出現在醫院，主要進行診斷以及開藥；心理師可能會在醫院、學校、社區心理諮商所、社區心理衛生中心、生命線、張老師等等民間社福機構來執行業務，與當事人透過談話、心理測驗或藝術媒材來做「心理評估」與「心理治療」，不能開藥。

若是心理師評估認為當事人需要藥物支持，才能集中注意力、有現實感地對談來進行心理治療，就必須先將當事人轉介給精神科醫師進行診斷跟處理，經醫生囑咐後，心理師才能繼續協助當事人。

所以身心科偏向處理精神疾病、幻聽、妄想、躁鬱症、憂鬱症，需要藉由藥物來穩定當事人的身心狀況；心理師處理的議題包含情緒壓力調適、職涯規畫、家庭親密關係、悲傷失落創傷、自我探索與成長、時間管理、職場壓力等等，只要是當事人想找個安心且專業的人聊聊，多一個人陪著你找出生命中其它的可能與希望，讓你在生命的無助徬徨時刻，多一個人陪著你找出生命的曙光。

專業的聊天，打開你心結

心理諮商是「專業」的聊天、「有方向與目的」的談話，並不是漫無目的聊天而已，和其他親友相較之下，保密晤談的內容讓你可以安心地傾訴內心困擾與隱私，不用擔心會被說出去。至於和心理師專業的聊天和與朋友聊天有何不同，下一篇舉例說明讓你更清楚差別在哪裡喔！

心理諮商大多是一對一的談話，但如果有需要可以是伴侶諮商、家族治療。我們的困擾大多都是在和他人互動中產生的，如果其他家人願意一同前來，對當事人會更有成長的動力與信心。但在邀請其他親友一同參與諮商時，要尊重他們的意願不能勉強，因為諮商的效果也會大打折扣，這是我們俗稱的「非志願個案」，如果不是出於自發性的前來諮商，那麼改變的可能性與幅度就會有限。

讓心理師陪你走一小段路

人是群居的動物，也常以找到適合自己的「伴」為人生重要的目標，彷彿娶到好老婆、嫁個好男人，人生從此一帆風順，殊不知人活著沒那麼簡單，面臨工作、家庭、人際交友、生老病死，這個「伴」不總是在我們身旁陪伴我們、和我們一同解決問題，最後才發現，**最好的「伴」是自己，二十四小時形影不離的自己**。能不能一個人自在地獨處，也常常被視為人格是否成熟的指標。

遇到困難時，也許有人會陪著我們，但回歸到內心深處與源頭，還是自己與自己的關係，怎麼看待自己、對待自己、定義自己、評價自己。

心理諮商就是在你站不穩跌倒、迷路看不見自己在何處、也看不見光亮與希望的時刻，有個人可以和你肩並肩同行，陪你走人生一小段路。當事人會突然頓悟：「原來是這樣啊、我好像知道怎麼做了、我好像更清楚自己的心意、原來我沒那麼糟、原來不是我的問題……」

心理師就是在你學騎腳踏車時，陪你一同摸索、練習、摔到、沮喪、生氣、難過，陪你一起再爬起來的角色，當你開始可以自己往前騎時，心理師會祝福你，告訴你摔倒沒關係，拍一拍身上的灰塵、擦個汗水、舔拭傷口繼續往前，欣賞沿路的風景，不管喜不喜歡都試著去接受。

在諮商室裡，每個來的個案都從談「我們」開始，所有的困擾幾乎都從與他人的互動關係開始，問題抽絲剝繭、層層解析之後，通常會在個案「自身」結束。不論是談談人際關係、親密關係、生涯職場、情緒壓力調適等等，最後，解決之道終究會回到我們怎麼在壓力中平衡自己的身心、在衝突中表達並安頓自己、在悲傷失落中接納自己、允許自己可以哭、可以憂鬱。

我很喜歡一段話，據說是出自於楊絳《一百歲感言》，明白透徹地道出了人生一路走來的心境變化。

我們曾如此渴望命運的波瀾，到最後才發現，人生最曼妙的風景，竟是內心的淡定與從容……我們曾如此期盼外界的認可，到最後才知道：世界是自己的，與他人毫無關係。

當我們可以一個人去做任何事情時，也就無所畏懼了！

當我們可以一個人過得自在灑脫時，對生死也就豁達了！

因為我們明白，無論是誰，自始自終，我們都是一個人。在「我們」之中，每個人都是，一個人……。

心理師就是那個陪伴你走一小段路的人，最終，會讓你學會一個人面對自己的人生，請放心把自己交出來。

諮商不等於聊天

心理諮商和朋友聊天有何不同？

很多人對心理諮商的印象就像是在「聊天」，但事實上心理師腦中很忙碌的，一邊傾聽、同理、進入當事人的內心世界、感受當事人的內心苦痛，同時也在進行「心理評估」，形成諮商目標。讓這個聊天是有方向與目的地的「專業談話」。

厲害的牙醫拔牙，會一邊和你聊天讓你忘卻緊張、會告訴你他接下來要施打麻醉，時間大概三十秒，會有點痠痠痛痛的，忍一下喔！看似沒什麼的聊天與告知，對當事人的內心會有無比的安全感；有經驗的牙醫拔牙，在和你聊天的同時，過一會兒和你說：拔完，結束了！這過程的聊天和心理諮商有些類似，看似輕鬆的聊天，對心理師來說都是「有目標的」，不會是漫無目的的談話。

在遇到困擾時我們會找朋友聊聊訴說，有些時候心情會感覺好一些，說一說有人陪伴哭一哭，有些情緒就能被釋放。但也有人可能覺得沒有被理解、問題錯綜複雜盤根錯節，這時候建議可以找專業的心理師聊聊，以下簡單說明和心理師或與朋友聊天有哪些不同。

諮商與聊天的差異比較

	心理師	朋友
隱私與安全性	心理師不會與認識的人進行心理諮商，避免雙重的關係，維持談話的中立與客觀性，當事人較不會有尷尬的感覺，也能保護當事人隱私。	朋友可能會出於好意地告訴其他人當事人的困擾，或者與朋友關係變得複雜時，反而增加彼此困擾。
保密	心理師會保密談話內容（除非當事人有自傷及傷人時則例外）。	朋友不容易保密。

第一次談話	心理師會詢問當事人前來諮商的期待，並評估與引導當事人如何朝著期待的方向前進，說明在接下來的談話可能會有哪些改變的可能與預期達到的結果。	朋友可能會想幫忙而給建議，但有可能不符合當事人的需要，或者朋友隨著當事人的情緒起伏而造成心理負擔，甚至是想要幫忙卻不知道從何幫忙的情況。
連續及完整性	心理師會根據當事人的狀態與期待設定形成諮商目標，每一次五十至六十分鐘的諮商時間，會接續上次的談話繼續朝著目標循序漸進，整個心理諮商歷程至少三至六次才完整。	與朋友不定時的談話，每一次聊天的時間可能緊湊，許多時候是情緒抒發，當下的心情可能會好轉而獲得紓解，但長期來看，較難深入探討困擾的緣由及進一步的問題解決。
談話主軸	心理師以當事人的內容與主題為主軸去層層探討困擾因素，避免加入主觀的評價與觀點，以開放客觀的角度陪伴當事人找到改變的方向與動力。	不一定以當事人的內容與主題為主軸，朋友可能會想起自己的經驗而開始講起來或者加入自己的看法與經驗，但不一定是符合當事人的需要。
訓練證照	心理師需為心理諮商相關研究所畢業，並通過國家諮商心理師合格考試獲取心理師證照。心理諮商根據《心理師法》，已列入醫療範圍內，需具有執照的人才能執行。	無。

我常說願意前來諮商的人，反而是有勇氣做改變的人。不少民眾還停留在「有病才看醫生、為什麼是我要去心理諮商」的誤解，但在我的經驗中，會前來心理諮商的人反而是更健康、有勇氣做改變、願意讓自己走出困境、活得更好的生命體。會來心理諮商的人，是在問題還來得及被改變之前，去相信問題是可以有不一樣的希望與解決的可能，在還沒病入膏肓時就先治療，讓自己在身心靈生大病前先照顧自己，小病照顧好了就不會衍生成大病。

每位心理師的特質與專業領域有所不同，可在預約諮商時簡述困擾與期待，讓單位媒合一位適合你的心理師，讓您在諮商過程中獲得有效的協助。

和心理師談話與朋友聊天的差異

很多人以為和心理師進行心理諮商只是在聊天，延續上個章節，本篇用實際的對話例子來勾勒出心理諮商的過程，心理師究竟在忙些什麼？希望讓大眾對心理諮商更了解與信任。心理師如何引導個案在談話中感到被理解、被支持，重新看到自己困擾的癥結，並發現自己是可以有其他選擇，看見轉化的契機，進而在生活中有方向地逐步改變，而過得更舒心自在。

美君照顧婆婆案例說明：

美君說	心理師說（談話意圖、目標）
我好累，都沒有人幫我照顧……	怎麼說呢？你要不要說說你每天的照顧行程。（檢視美君一天的行事曆，是否有可以運用的資源與休息空檔）
我小姑雖然在家工作，但她常會說有工作而沒辦法照顧婆婆。	此時，你的先生怎麼說呢？（尋找家中可協調的人）有可能找個時間大家一起坐下來討論這照顧工作怎麼分工合作嗎？（引導召開家庭照顧會議）
我不知道怎麼說，好像都變成我的責任。	是的，聽起來你真的很累了，需要一點休息片刻（同理美君，引導美君覺察平日被壓抑的情緒，深化內心想休息的渴望）
我已經照顧兩年了，每天就只能撐著過一天算一天。	你擔心哪天你會撐不住先倒下是嗎？（高層次同理，同理美君內心深處未說出口的話）

美君說	心理師說（談話意圖、目標）
有時，真的會想要睡著不要醒來。	醒來就又要面對這些事情了，所以不想醒來（高層次同理）
也會氣先生讓我一個人承擔。	怎麼說呢？（引導美君多說一點，在說的過程同時也更了解自己的情緒與對先生的期待。）你有和先生說過嗎？（了解美君的人際溝通互動模式。）
有啊，我也不知道他怎麼想的。	是多久前你和先生說的呢？先生知道你「現在」的情況嗎？（探索美君的表達溝通模式）
或許，他不是這麼清楚我已經憂鬱症了。	是什麼原因讓你沒有開口和先生說呢？（探索美君為何讓自己獨自承擔這些壓力）
我想說不想再給先生壓力，讓他可以專心上班。	嗯嗯，你真的很替先生著想。（高層次同理）
（哭泣）但我一個人好像也累了。	獨自承擔這一切，任誰都會累的，你已經盡力了。（高層次同理）

我想是時候找先生好好聊聊了。	能告訴先生你的壓力與感受，對你來說是重要的。（肯定美君的嘗試與改變）
不然他都不知道我的壓力。	那我們下次看看你和先生談得如何。（繼續追蹤與改變）

從前述的例子中可以看到，如果心理師有深層同理到個案，通常個案會覺得「深深被同理」而滔滔不絕地把累積的心情說出來，一個小時的談話也許個案講個四十分鐘也不為過，個案光是感受到被同理、被理解就很療癒了！很奇妙的，如果個案被深深同理與支持後，內心會漸漸地知道接下來或許可以怎麼做比較好。

在情緒一團亂與壓抑已久時，需要先把情緒面清理與抒發後，理性與智慧的自我才會出來發揮功能，心理師在諮商過程中就是陪伴個案，好好地把自己的情緒與思緒理一理，解決之道與可運用的資源最終是在個案本身；心理師是在過程中讓個案重新看見自己的力量，並回到生活中去解決困擾。

哪裡找合格的心理師諮商師與費用概況

台灣的民眾對心理師的認識大多是從國外電影中看到，常見的是個人或者夫妻有些狀況，會主動去尋求心理師進行專業的心理治療，在台灣到底要去哪裡找心理師諮商，又是在哪些場域進行諮商？（與找精神科看診不一樣，詳情見P.168）。以下介紹哪裡可以預約心理師進行心理治療，以及了解每次諮商的費用，至於需要幾次的心理治療也可和心理師討論。

如果你是學生

長久以來大專院校的諮商中心有請心理師來服務校內的師生，學生或老師都可免費與心理師進行心理諮商。近年來大眾對心理健康愈來愈重視，學生的困擾也比以前複雜許多，愈來愈多學生主動前往諮商中心求助，或者透過老師轉介到諮商中心，學生只要打電話或直接現場預約時間，諮商中心就會媒合適合的心理師與學生進行每週一次的諮商，因此學生可以把握在學時期才享有的免費諮商服務。

如果你是一般大眾

大致分為政府補助與自費兩種。

◎政府補助心理諮商資訊

臺北市：各區〈健康中心〉有心理師駐點諮商，使用健保卡，掛號費五十元＋自費兩百元，每次諮商時間為三十分鐘，請去電預約諮商時間。

新北市：各區〈衛生所〉駐點諮商，不需健保卡，不收費，每次諮商時間為三十分鐘，請去電預約諮商時間。

其他縣市：可網路搜尋：縣市＋心理衛生中心，一般附屬在縣市衛生局裡，請去電預約諮商時間。

如果還有疑問，可去電各縣市社區心理衛生中心（詳情見 P.232）諮詢。

◎自費心理諮商資訊

上述政府補助的心理諮商需要按照流程來安排心理師，等待的時間一周到數周不等，如果想趕快進行心理諮商的話，可考慮自費的心理諮商。

心理師只能在登記合格的心理諮商所執業，民眾可就近在心理諮商所、身心診所進行自費諮商，也可以上各縣市的諮商公會網站，有當地合格的諮商所一覽表，找工作或住家附近的諮商所，打電話預約。

在這邊提醒，如果你已經有嚴重憂鬱、焦慮、強迫的傾向，嚴重影響生活，無法好好地、清楚的表達內心想法與感受，甚至無法工作、照顧家人，建議可先到精神科或身心科就診，讓精神科醫師評估是否需要服藥，再請醫師幫你轉介心理師，同時進行心理諮商效果會更好。

如果你是家庭照顧者

中華民國家庭照顧者總會專為家庭照顧者，提供電話諮詢與免費心理諮商（電話 0800-507-272）全台皆有提供支持據點，目前共有十二個據點讓家庭照顧者可就近被支持，除了提供免費的心理諮商，也舉辦相關活動來減輕照顧者壓力詳細的地址與電話可見（P.227），請去電預約諮商時間。

如果你是企業員工

台灣有些企業開始提供員工協助方案（Employee Assistance Programs，簡稱 EAPs），當員工有需要時，企業會安排心理師進行晤談，如：健康、心理、家庭、財務、酒癮、毒癮、法律、情緒、壓力、或其他個人議題等，照顧好員工的心理健康，員工才能有良好的身心狀況與抗壓性，為公司創造出有效的價值。

希望未來，有更多的企業能夠看重員工的心理健康，將心理師納入公司的專業人力，為需要的員工進行情緒壓力調適、時間管理、自我照顧……讓公司與員工攜手共同的繼續打拚。

第四章
面對死亡，迎接重生

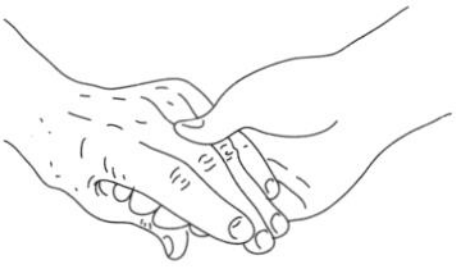

長照的終點，無可避免地必須面對家人的離去。
對照顧者來說，雖然卸下照顧的任務，
但長久以來的生活重心也隨著消失。
怎麼重新找回自己，是悲傷之餘的生命功課。

面對死亡的態度

怎麼看待死亡，決定未來是平靜或恐懼

家人的離世，必然是不捨與悲傷的，終究死亡是無法避免的歷程，尤其當開啟了照顧家人的生活後，照顧者若能慢慢調整面對死亡的態度，對自己和家人都好。

美琴今年六十歲，獨自一人拉拔兩個孩子長大，如今孩子也成家立業，她覺得人生的任務已經告一段落。最近會開始告訴孩子保險單放在家裡的床頭櫃、金子藏在衣櫃某個角落，說哪天會發生什麼事情不知道，要先讓你們知道。看起來稀鬆平常地對女兒交代著，似乎死亡對她來說，只是要去睡個不會醒的覺……對美琴來說，面對死亡是平靜的，但是對子女來說呢？失去母親會悲傷、會恐懼，但是面對

這個所有人一定會面對的問題，若只有悲傷和恐懼，恐怕難以應付，只會讓自己更加慌張。

然而，死亡真的可怕嗎？也有人將死亡當作是逃避的一種方式；以前我在安心專線接聽電話的時候，聽到有的人因為病痛纏生、孤獨鬱悶、生不如死，所以只好選擇自殺一求解脫，他們活著卻也整天受到病痛折磨，沒有家人朋友的關心問候，找不到可以活下去的動力……我在電話的另一頭，好像也說不出：「不要自殺、明天可能會更好。」這樣安慰的話語。當下能做的是陪伴、讓他感受到一點溫度、有人願意聽他吐苦水、讓他覺得不是獨自一人在受苦，讓他在這受苦之中看到一點點生命的淬鍊與希望，自己是如何在淬鍊中還能熬得過去的本事，和他一起找到存在的價值與意義。我不可能讓他不痛苦，我能做的就是在此時此刻，讓他感覺舒服一點點、不那麼孤苦。

該怎麼面對死亡？其實有方法。

和心理學家學習面對死亡

美國心理學家阿爾伯特．艾利斯（Albert Ellis）提出的ABC理論（ABC Theory of Emotion）剛好可以來解釋，從不同的信念與態度來看待死亡，會帶來哪些不同的感受。

他認為——事件A（activating event）只是引發情緒和行為後果C（consequence）的間接原因。重點是你怎麼想、你的價值觀與對事情的解讀、信念B（belief）才是影響你情緒與感受的主要原因。

所以怎麼看待死亡的信念（belief），每個人見解不一，你「怎麼想、怎麼看待」，也會產生不同的感覺。下面用兩個例子來說明ABC理論。同樣是面對死亡，但個人不同的信念、角度去解讀，就會有不同的感覺與後果。

A、事件（activating event）：

小華的媽媽這一生勤儉持家，每日工作早出晚歸，三個月前被檢查出肝癌末期，剩下的時日不多，很多親友都陸續到醫院探望與道別，近日媽媽在小華的陪伴下平靜的離開。

B、信念（belief）與觀念：

小華覺得媽媽這一生還來不及享福就這麼走了，這一生都在為家人辛苦的工作，終生勞祿。

C、後果（consequence）與感受：

小華自責自己總讓媽媽擔心，沒有給媽媽過上輕鬆的日子，想到媽媽總是感到傷心難過、充滿遺憾不捨。

下面用同一個事件來舉例，如果是不同的信念（belief）會有怎麼樣的後果（consequence）與感受。

A、**事件**（activating event）：

小華的媽媽一生勤儉持家，每日工作早出晚歸，三個月前被檢查出肝癌末期，剩下的時日不多，很多親友都陸續到醫院探望與道別，近日媽媽在小華的陪伴下平靜的離開。

B、**信念**（belief）**與觀念**：

小華覺得媽媽這一生都沒有休息，最後在醫院的日子終於可以不用早出晚歸辛苦的工作了，在醫院的這幾個月，小華終於可以好好陪伴媽媽，也見了很多平時沒有見的親朋好友，實在難得。

C、**後果**（consequence）**與感受**：

媽媽終於可以好好休息了，終於不用再早出晚歸的忙碌工作，躺在床上見了重要的親朋好友互道珍重，小華對於媽媽的離去會不捨，但也覺得算是功德圓滿了！

藉由上面兩個例子想讓大家了解，我們怎麼看待死亡、從什麼角度去解釋與解讀，就會產生不同的感受。所以，你怎麼看待死亡這件事情呢？是覺得害怕不安、不想面對？或者坦然接受這人生的必經之路呢？

死亡不只帶來負面情緒

不少人會避開死亡話題，覺得談論死亡是禁忌、觸楣頭、感到害怕；但也愈來愈多人了解到「人生無常」，怕不趕快先說，哪天會來不及，但偏偏愈不去面對與了解死亡，愈會對死亡的未知感到害怕；反而是那些對死亡準備充分、把該交代的事情、想見的人、想去的地方，一個個地去付出行動，甚至提前辦個生前告別式，和親友們道謝、道愛，感受到溫暖的愛與支持，會讓我們從恐懼的心情中漸漸平靜，也許會有不枉此生的感覺。

對於活著很痛苦、睡著後會希望自己不要醒來的憂鬱症病人來說，他們看待死亡可能是種解脫，死掉就可以不再受苦了！所以選擇自我了斷，甚至是覺得「跳下去」就能重新再來，期待新的來世。

台視前體育主播傅達仁罹患胰臟癌末期，兩度到瑞士計畫進行安樂死，病痛讓他太痛苦了，沒有嗎啡止痛根本不能說話，如此痛苦地活著不如歸去，他雖然有恐懼、也會捨不得家人，卻也是深思熟慮後平靜地做出安樂死的選擇。

平靜與恐懼會同時存在於個體中，只是在不同的時刻哪個感覺跑出來當「主角」，恐懼可能在夜深人靜、感受到孤單時變主角；反之，當我們想想親愛的家人給的愛與支持時，平靜會慢慢靠近，變成感覺的「主角」。便能嘗試把平靜找回來讓自己心安於當下。

因為有死亡，我們才會知道珍惜身邊的人事物、才會努力地和重要的人和好、才會提醒自己要多多回家陪伴爸媽、才會放下忙碌的生活，不時地去問自己：「什麼樣的人生才是自己想過的，什麼才是我們有限生命中值得花時間投入的。」因為有死亡，讓我們在下班後，趕快回家陪陪家人，在睡前和親愛的孩子道晚安，看著他告訴他：「我愛你」。

死亡，看似結束，也是重生。許多糾結、傷痛的關係，在生命的盡頭都化為湮滅，讓火燒盡愛恨情仇，關係得以昇華與重生，留下的餘溫讓我們記得，曾經美好的回憶，剎那即永恆，烙印在內心深處。

心理師的暖心提醒

- 請不要忘記：「媽媽／爸爸，永遠是我的媽媽／爸爸，我們的關係，不會因為誰的離開而結束。我們永遠是家人，她會永遠陪伴我，存在於我的心中。」
- 死亡也是重生，許多糾結的傷痛也可以因此劃下句點。

辦場生前告別Party

避免遺憾、解開心結，讓生命尾聲更具意義

生前告別式，對許多人來說難以理解，不過近年慢慢地被接受了。畢竟可以在這個「生命的畢業典禮」中說出對主角的不捨、情感，好好地道別，甚至解開心結，不讓彼此心中留下遺憾，如果家人願意，會是個溫馨的活動。

還記得幾年前參加過的一場告別式，摯友的離開讓在場的同學們非常不捨。我代表研究所同學上台說說她帶給我們的歡樂與生命啟發。我說：「親愛的小力，你就像一支水彩筆，讓我們的研究所生活更添色彩，你對生命的熱情、勇敢與堅毅讓我們了解到生命是奉獻、投入所愛，哪怕會縮短生命的期限……」相信這些話如果能讓小力親耳聽到，她會感動的吧！會更了解到自己這一輩子，其實是充滿價值與

存在的意義。

不少照顧者或離世親人的家屬，在家人離開後開始有後悔、遺憾的情緒產生。「好想再跟他說聲我愛你。」、「如果可以跟他把當年的誤會解開有多好。」、「好想再抱一抱他」諸多的來不及，都讓留下來的人後悔萬分。如果能在生前，就讓對方知道就好了！

為了避免這些遺憾，不如考慮近幾年開始興起舉辦生前告別式的風潮，讓有好多話我們，能和「主角」一一講述。讓主角也能知道，大家對他的情感，而不只是身後的緬懷，但主角卻聽不到了。此外，更可以訴說主角這一生做了哪些精采的事、成就的事，曾經去的旅行、共同努力完成的事情，一一細數回憶著，就像在和世界宣告著：「我沒有忘記你、你永遠活在我心裡。」

不只讓在世的我們可以對主角親自表達祝福與道別，也為了讓生者有機會好好說再見、好好繼續生活下去，這樣的告別式也對在世的我們充滿意義，大家聚在一起哭一哭、笑一笑、抱一抱，彼此互相道謝、道愛、道歉與道別。

用主角喜歡的方式說再見

主角甚至可以用自己喜歡的方式來和世界、親友說再見，可以主導生前告別式的風格和形式。最重要的是，抓住這最後的時間，與重要的人好好聚聚。自己的生命畢業典禮，怎麼可以沒有自己參與在其中呢？想要聽到你的親朋好友怎麼思念你、緬懷你嗎？而你會想和他們回應什麼？也可以靜靜的在一起就好，不用太多言語，更多情感的交流、眼神的接觸、溫暖的擁抱，一切盡在不言中。

可以按照當事人的意願，邀請哪些親朋好友、辦在哪個咖啡廳、哪個你喜歡的地方、怎麼布置舒適溫馨的場地、買哪些花來點綴、放上哪首歌、就像是精心安排自己人生的畢業典禮；如果你不習慣太嚴肅，也可以辦成一個生前告別 PARTY，或是個人演唱會或演奏會，按照自己的喜好來打造為自己舉辦的生命畢業典禮，演出人生舞台劇的最後一幕。

如果有機會可以為自己的生命做整理、回顧與告別，向摯愛的親友道別，說出心裡的感謝，減少一點遺憾，你會願意嗎？

告別，可以有很多樣貌

死後會去到哪裡、會遇到誰？聽說有人會上天堂，感覺很快樂、無憂無慮、沒有病痛；浪費食物會下地獄遭受酷刑、有的人得道成仙。佛教相信輪迴，死亡不是結束，而是另一個生命的開始，所以不用害怕死亡；基督教認為死亡只是肉體的結束靈魂回天家、回到主身邊。死亡，是結束嗎？還是「回家、重生。」

死亡，一定會帶來悲傷嗎？每年的十一月一日與二日是墨西哥的傳統節日——亡靈節（Day of the Dead），是墨西哥最隆重、最獨特的節日之一，墨西哥人以盛大的慶典，像個歡樂派對般的載歌載舞迎接亡靈們回家。墨西哥土著認為，死亡並不是一件悲傷的事情，反而應該用歌舞和五彩斑斕的慶典來歡迎已故者回家相聚，他們用最獨特、幽默的方式來與死亡共處、認識死亡，也讓悲傷在歡樂相聚中逐漸瓦解。

當然，我們也可以用自己的方式面對死亡，準備告別。

心理師的暖心提醒

- 道謝，謝謝你這些日子的照顧與陪伴，謝謝你總是默默付出不求回報。
- 道愛，有你是我人生中很重要的一件事，讓我覺得不枉此生，我愛你。
- 道歉，這陣子辛苦你了，沒辦法再陪你，對不起。
- 道別，總是會有這麼一天的，不想說再見還是得說，我們下輩子再見。

請不要責怪勇敢的自己

為家人所做的關鍵醫療決定

身為家屬與照顧者，不知道哪天會面臨家人意識不清，需要幫忙做出醫療決策的時候，還真是天人交戰的時刻。其實，無論你替家人做了什麼決定，只要是出自愛所做出的決定，就別再責怪那個勇敢的自己。

「當初，是我簽下了爸爸的放棄急救意願書。」聽到阿生這短短的一句話，我深刻感受到他內心的自責與不捨。自責，是不是自己的決定，才讓爸爸離開；不捨，爸爸就此離開了，內心的悲傷無法釋懷。看著爸爸被醫療器材拖延生命，應該要繼續插管急救？還是簽下爸爸的放棄急救意願書呢？到底怎麼做對爸爸來說才是最好的呢？

偏偏很多事情本來就沒有對錯，更何況要獨自幫親人決定是否從此離開世界，或拖著不舒服的身軀繼續對抗病痛，用冰冷的儀器來延長生命，怎麼看都是兩難。如果爸爸可以表達自己的意願，阿生或許就不會那麼不知所措。阿生在如此為難的情況下，挺身而出簽下了同意書，不只替這個家庭做出了最艱難的決定，同時也意味著，他日後可能要面對無法預期的自責與愧疚感。

正視情緒，才能化解罪惡感

這些情緒通常會被隱藏在心底，不會立即產生衝擊，但當你走在路上，看到父子和樂的畫面時，可能會感到羨慕或一陣鼻酸，悲傷與惆悵瞬間湧上心頭。

「我應該對爸爸好一些」、「早知道那一天就去醫院了」、「當初我怎麼這樣和爸爸說話」類似的想法與罪惡感會不時地從心中浮現，像尖銳地刀子一般，刺痛著我們。要減少內心深藏的罪惡感，首先要放下對自己的批判與評價。

當初會選擇簽署意願書，通常是在家人有共識後所下的決定，而這已經是那時候覺得最好的決定了！有時候，最大的批判者可能是自己，請試著原諒自己。當初那個為了大家站出來簽下放棄急救意願書的人，是勇敢又有力量的，請不要責怪自己，讓被囚禁的心自由。要讓心自由，就得正視「遺憾」的情緒。

安排「終活」，是放下的第一步

遺憾，不只代表著對逝去親人的不捨，也提醒我們要珍惜身旁的人，活在當下。過去的事已經無法改變，但我們可以帶著逝者的祝福，好好與身旁的人創造有意義的生活，相信逝者也不會希望我們一直活在悲傷遺憾之中。為了不讓自己及家人陷在遺憾當中，我們平時也可以想想要怎麼安排自己的「終活」。

建議不妨和家人討論對於晚年的規畫，不只是死後的遺產分配，晚年如果生病，住院、醫療方式、聘請看護與人力照顧分配，甚至是如何辦理告別式、邀請哪些人、打算花多少錢，都是終活的一部分。交代的愈清楚，愈是減少子女困擾，也可以避免家人因意見分歧而爭吵。

如果你覺得和家人討論有點難以啟齒，說出來怕觸楣頭，或是子女太害怕，不想聽父母交代這種事情，可以準備一個本子寫下來，更可以隨時修改，時間一久，對於晚年生活的規畫，會逐步地貼近自己內心想法。

該怎麼開口說清楚

平時可以把握家人看新聞，或者有親友、寵物生病時，趁機表明自己的心意。當電視上正播放著相關的新聞，或是戲劇節目裡正有著相關情節，甚至是朋友、鄰居的經歷，都可以在平常的生活中隨性提起，子女可以藉機表達自己的看法，也可以試探長者的心意。如果家人不想聽，這時候要保持同理心，告訴家人：「我知道你會難過、害怕、尷尬，但是講清楚，我比較心安，萬一有突發狀況才不會措手不及。」

然而有時候不少情形是，家人淡定地在交代事情，而其他家人緊張地說：「你說這個幹嘛呢？」子女或照顧者甚至會因為自己的害怕，阻止當事人交代事情。請試著朝好的方面思考，當長輩們又開始說起：「保險理賠單放在床頭櫃。」、「黃金用報紙包起來藏在衣櫃角落。」、「家裡熱水器壞掉不是換電池，是結石卡住通一通就好了。」、「到時候樹葬灑一灑環保也免得掃墓。」

這些交代，是為了讓彼此都更清楚某些重要的事情，又或者不那麼重要但又一定要知道的瑣事；這些交代，是為了讓家人能沒有牽掛地離去，別因為自己的害怕，阻止當事人交代事情的需要，早交代晚交代都要交代，何況，明天會發生什麼事誰能保證呢！

萬一，來不及說清楚講明白，就像一個食物卡在喉嚨那樣難受。如果當事人已經處在神智不清昏迷狀態時，才想要他交代事情，這不是太強人所難了嗎！這裡講的是交代事情，不單只是交代後事而已，還有情感層面的表達，請你有機會時也需說出你的四道人生：「道謝、道歉、道愛、道別。」把想說的話，好好地慢慢地說完。

心理師的暖心提醒

- 當面臨必須替家人做出醫療決定時，只要出自愛的決定，都是一種祝福，不必太過自責。
- 正視情緒，才能放下無謂的罪惡感。平時有機會，就可以討論理想的終活方式。

當親人離世之後

你終於解脫了，我也必須振作起來

長久以來照顧的家人已經無病無痛的離開了。一覺醒來不必張羅吃藥、吃飯、看醫生、復健、散步等等。以往被這些照顧生活點滴占滿的每一天，也瞬間空蕩蕩了起來。

「養兒方知父母恩、當父母老去需要人照顧時，我怎麼能顧著自己的工作，而讓父母給其他人照顧呢？」小美的一片孝心，讓她在母親離世前排除萬難，讓自己陪伴在媽媽身邊，她的心情也是許多人在面臨照顧時的內心掙扎與衝突。於是有的人忍痛辭去工作開始漫長的照顧生活，告訴自己，能多和父母相處一天是一天，因為不知道還有多少日子可以相處，倒數的日子總是隔外讓人珍惜。

「媽媽離開的那天，心情是複雜的，複雜到無法用言語描述，複雜到連自己的情緒都搞不清楚，不知道自己是怎麼度過那些日子的。」小美回憶起母親離開的那一天，情緒依舊有些混亂。而這種「暫時性的混亂」是正常的，畢竟這可是重大的喪親悲傷失落事件，這可能讓我們把自己的感覺與情緒先「暫時關掉」，才不會因為太痛苦而難以承受。

失親的悲傷與失落只是先暫時被壓抑住，在夜深人靜或者沒有準備的時候會冒出來，可能會不自覺地掉淚、不想與人接觸、對什麼事情都提不起勁……這狀況可能持續幾個月甚至好幾年，這都是正常的悲傷失落過程。所以，請給自己一些時間，允許自己可以哭泣、可以難過。不用擔心會一直難過下去，振作不起來，悲傷失落的事件通常會經歷五個階段的心理轉折，最終，我們會振作起來，找到生命的出口。

檢視自己的悲傷處在哪個階段

失親的悲傷失落通常有五個階段（The Five Stages of Grief）的心理轉折，

從一開始的否定↓憤怒↓討價還價↓沮喪，最後是接受。這過程可能會歷經幾個月到數年，也可能在各階段間來來回回，經過幾番折騰與掙扎後，最終只能接受家人離去的事實。

1、否認（Denial）

「這不會是真的！她待會就會醒來了。」、「不可能，是誤診吧？」不論是自己或者家人在面臨親人過世時，「否認」是一種心理自我保護的機制，因為太不想接受這事實、太痛苦、太難受，寧願選擇性地把不想接受的事情藏起來，也不要面對殘酷的事實。

2、憤怒（Anger）

「為什麼！神在和我開玩笑嗎？」、「都是我的錯，我沒有好好照顧他。」心情會從否認開始逐漸認清事實，因為無法接受這痛苦的事情，會讓我們產生憤怒的感覺，可能會開始怪醫生怪護士怪別人，「都是你害的，為什麼不幫幫他。」也可能對自己生氣，責怪自己「都是我的錯，我不應該這樣對他的。」

3、討價還價（Bargaining）

「如果那天醫生有來看他，說不定他就不會走了。」、「只要他能多活幾年，我願意吃素。」在憤怒過後，我們的想法可能有些改變，有時會忍不住跟上天祈求（討價還價）讓結果變好，心情就不會這麼悲傷、自責，也許就能避免生命即將走到盡頭或者家人就不會離開了。

4、沮喪（Depression）

「少了你，我活著還有什麼意義？」在此階段，我們逐漸了解到「討價還價」沒有用，開始接受事實，痛苦再次襲捲而來，我做什麼都沒有用了，都改變不了，絕望、無力、憂鬱讓我們變得脆弱、沮喪、不想與人互動、封閉自我，甚至想要消失、自我了斷。

所以這個時期是難熬的、看不見希望的，可能會歷經幾個月甚至幾年的時間；要特別注意這個階段的自己或者親友，必要時請至身心科或找心理師進行心理諮商與治療。

5、接受（Acceptance）

「是的，媽媽真的離開了」、「她不會再回來了」最後這個階段的我們逐漸冷靜、爬出沮喪，體會到原來人生就是如此，生老病死、喜怒哀樂交錯編織成真實的人生樣貌，在悲傷與哭泣中體會到總有一天，我們終須離別，終須打起精神來繼續過下去。我們重新打開封閉的心，慢慢地找回以前的生活圈或者重建有別以往的生活，帶著逝者的祝福，踏出自己的步伐往前邁進。

這五階段的心理轉折的過程所需的時間因人而異，接受親人離開是難受的，但唯有開始「接受」，才能夠繼續重建新的生活。畢竟親人也希望我們可以有自己的生活，不用再拖累我們了，相信他會保佑我們、祝福我們的。接受親人過世不代表就不會感到悲傷難過了，我們依舊會不捨、難過、想念他，同時也努力找到活下去的意義與力量，因為有死亡，讓我們對生命的有限更加敬畏且珍惜當下。

家庭照顧者日復一日地照顧某位家人，長時間只有面對被照顧者，少有機會與他人接觸互動，長年下來，各方面的反應與人際應對可能會不像從前那樣靈敏。此時面對親人離開，一方面處在悲傷失落的狀態；一方面生活重心突然被抽空而可能感到不知所措。若是還要重新回到不熟悉的工作職場，會對未知的外在世界與環境產生焦慮與不安；萬一找工作不順利，更會感到更挫折、退縮，對未來失去希望。

與親友聯絡，重新找回自己的生活

家庭照顧總會祕書長陳景寧所說的「畢業照顧者三重建」，很適合提供給畢業照顧者做為重建生活的藍圖：一是重建身心健康；二是重建經濟穩定；三則是重建社交網絡。

建議畢業照顧者，逐步地接觸人群，先從比較熟悉的朋友開始聯絡。我知道一開始要拿起電話、踏出以前的生活不容易，改變是令人緊張的。可是，別讓自己一個人封閉太久，愈久會愈沒有勇氣踏出去，踏出的第一步最難，當你跨出之後會發現：「原來就是這樣阿！」、「我擔心的事情都沒有發生。」有了一次的成功經驗後，日後會更有信心再繼續其他的嘗試。

畢業照顧者可先找覺得信任與安全的朋友小聚，聊聊最近的近況，讓自己慢慢地與外界重新接軌，也想想自己可能需要朋友幫忙的地方，例如請朋友一同看履歷表、找工作、去旅行、去喝杯咖啡、做義工等等，朋友通常都會願意和你聊聊，說不定朋友也正在找義工、也正想找人喝杯咖啡呢！不要擔心增加他人困擾，把自己需要幫忙的小事情當作話題，藉由外在的力量來推自己一把，做為重建新生活的第一步。

藉著與親友們開始接觸與相聚，重新思考人生接下來的方向，以及是否有想做卻還沒有做的事情，慢慢地探索與重建，走出原本固定的照顧生活，用漸進式的方式拓展新的社交網絡，重新找到生活的重心與生命價值，這會讓你活得更踏實。

最後，在這邊提供一個協助畢業照顧者重返職場或者重建生活的管道，可打電話到家庭照顧者關懷專線：（0800-507-272），此電話專為辛苦的照顧者而設立，不管你是正在照顧家人或者剛成為畢業照顧者，這裡有專門的輔導員或心理師來協助你，在需要的時候，給自己一個機會和人聊聊吧！

心理師的暖心提醒

- 理解自己目前的悲傷階段，陪伴自己好好度過。
- 與親朋好友聯絡，慢慢找回自己的生活。
- 需要時可打家庭照顧者關懷專線0800-507-272

靈性關懷師

陪你走最後一哩的心理師

人生走到了最後，不論是誰思緒幾乎都會被悲傷全面占據，可能無法好好說再見。靈性關懷師可以透過引導病人與家屬，在最後的時光穩定心情，彼此說出心裡想說的話，讓最後的相處時光，是圓滿減少遺憾的。

在安寧病房的蕙如平靜地說：「其實，在我三十歲的時候就已經去到奈何橋，是我拜託他們讓我回來，我還有兩個孩子要照顧。」

「那邊是什麼樣子呢？」靈性關懷師問著。

「就像是清晨霧濛濛的，沒有看見其他人。」蕙如說著。

「後來呢？」

「後來他就拿一顆很像鈕扣的東西給我吃，接著我醒過來就在病床上了。」

「這個經驗對你來說有什麼意義嗎？為什麼突然講這個呢？」關懷師問道。

「好像在那時候，某些部分的我就死了，活著是為了拉拔我的孩子長大，現在兒女都成家立業，我好像也完成人生的任務，沒有遺憾了。」

「你的孩子知道你的想法嗎？對於人生覺得已經圓滿。」

「我也不知道他們知不知道我的想法。」

「要不要待會他們來看你的時候，和他們說說呢，更了解你對於死亡的看法，這會讓他們更安心。」關懷師建議。

「是喔！和他們說這些會讓他們安心嗎？」

「你和說這些，你的感覺怎麼樣呢？」

「覺得比較平靜了無牽掛。」

「讓你的孩子知道你其實不害怕死亡，對於人生已經沒有遺憾、功德圓滿，這對他們來說是重要的。」最後關懷師這樣說。

以上的對話常出現在安寧病房中，與病人談話的不一定是心理師。心理師是在你人生遇到困惑、挫折、沒有方向時可以陪你從低潮走出來的人，那在生命末期時有誰可以陪伴呢？除了家人以外，其實還有一個類似心理師的「靈性關懷師」（Chaplains）也稱宗教師，是安寧療護團隊的核心成員，也是我認為是一個人在臨終時能否善終、心靈圓滿的重要角色。

生命最後的重要角色

在生命的最後，是他人陪伴的重要時刻，對臨終的病人來說，最需要被關心的不只是身體的疼痛，而是對死亡的焦慮與恐懼、死後會去哪裡？會遇見誰？這一生還有什麼沒有做完的「未竟事務（unfinished business）」？喬治・賴爾（George S. Lair）博士在《臨終諮商的藝術》（Counseling the Terminally Ill：Sharing the Journey）書中認為——減少臨終病人心中的悔恨、憂鬱、憤怒及恐懼，就和免除身體疼痛一樣重要。因為這會關係到病人能否了無遺憾、安心且平靜的離世；醫生可以透過藥物來緩解病人的不適感，那心裡面的苦，誰來幫病人稀釋掉一些呢？

我認為，身體的痛是能夠被個體心靈世界的轉化所超脫的，身體的痛很痛，但心裡的苦痛更是超越時空；身體的痛可以透過藥物暫時紓緩，那心理的結呢？大津秀一是日本安寧緩和醫療專科醫師，在照顧了一千位臨終患者後，寫出《死前會後悔的二十五件事》一書，整理了二十五個讓臨終病人最放不下的未竟事務，包含：沒有回故鄉、沒有吃好吃的東西、沒有去做自己想做的事、沒能見到想見的人、沒有決定如何處理自己的遺產與葬禮、未能及時對所愛的人說謝謝、無法超脫生死的問題等等。

有一些在臨終前尚未釋懷的事情、還想見到的重要親友、突然很想吃的家鄉味，**靈性關懷師就像是陪伴病人在走人生最後一哩路的心理師，引導當事人以及家屬把想說但說不出口的話說一說**，怎麼看待自身的病痛、怎麼在最後一哩路得到心靈的平安，減少來不及做的未竟事務。

靈性關懷師就像是個讓人心安的送行者，看出病人內心的焦慮、不安、悔恨的癥結點，用病人相信的信仰、喜歡的方式來減少遺憾，因此靈性關懷師接觸的包含病人的家屬。在家屬不知道怎麼告訴病人病情時，靈性關懷師可能是兩邊溝通的橋梁；在病人心理不平安，像艘小船漂泊在無際的海上時，靈性關懷師協助病人找到那個可以安定的「錨」，讓心不再動盪不安。

人生最後的期末考，互道珍重

在死亡之前，關懷師不會執著於某個教義來陪伴病人，而是在協助病人與自身的信仰連結，讓病人的信仰來給予穩定的支持力量，提供病人心理以及靈性照護，達到全人照顧的期盼。

一個人的離世，是整個家庭的事，甚至是整個家族的事，所以關懷師不只是關懷病人，也包含在世的家人。活著的家人如何面對親人離世，如何面對自己的失落與悲傷，在這最後的時間，有什麼想說還沒說的、想交代還沒交代的、想感謝的、想和解的關係，透過關懷師的引導與催化下逐一完成，讓病人與整個家庭得以被安慰，並且協助病人與家屬間互相道謝、道愛、道歉、道別，讓最後的短暫相聚得到有品質的團聚，讓人生最後的期末考，劃上美麗的休止符。

心理師的暖心提醒

- 幫助病人穩定心情。
- 協助家屬好好說出想說的話。
- 創造有品質的人生最後時光。

簽定「安寧緩和醫療暨維生醫療抉擇意願書」

如果只能躺在病床上透過機器來維持生命，這樣的你還想活著嗎？有太多的情況是病人已經很痛苦了，或者想要平靜地離開，不想再做心肺復甦術，以電擊來折磨精神與肉體，或是只能躺在病床上無法表達自己是否願意急救的意願，身旁的家屬更是難以抉擇。要救？不救？救起來只能躺在病床上過著沒有品質的生活，不救好像很殘忍，況且哪個家屬敢說不救呢？因此，在還能自主決定時，簽署安寧緩和醫療暨維生醫療抉擇意願書，已經是愈來愈多人的選擇。

當然少不了的疑問：「我簽了這張意願書，之後醫師會不會不救我？」其實必非如此。並不是只要簽署「安寧緩和意願書」之後，所有的醫療狀況都不會被處理。而是直到自身的健康狀態成為「末期病人」之後，這份意願書才會發揮它的作用。「末期病人」指罹患嚴重傷病，經兩位專業醫師診斷認為不可治癒，且有醫學之證據，近期內病程進行至死亡已不可避免者。

亦即此意願書是針對末期病人不再進行無效的治療。因為治療可能增加病人身心靈的痛苦，也延長不了多少天的壽命，倒不如讓病人在最後的幾天或者幾個星期平靜地來準備自己的離世。當然也有當事人已經簽署「安寧緩和醫療暨維生醫療抉擇意願書」不想做多餘的無謂治療，但其他家人捨不得、放不下還是要醫生進行急救，所以除了簽署此同意書外，平常也需要和家人先溝通好，表示自己對生命末期時期待的醫療方式，才不會發生自己的意願與家人不同的僵局，畢竟在急救當下時間緊迫，醫生也無法幫你做決定。

如何申請「預立安寧緩和醫療暨維生醫療抉擇意願書」

- 年齡：須年滿二十歲且具有行為能力，即可免費申請。
- 根據當事人「意識清楚」程度，簽署意願書或同意書

◎ 如果當事人「意識清楚」：簽署預立安寧緩和醫療暨維生醫療抉擇「意願

書。」

◎如果當事人「意識不清」且未預立安寧緩和醫療意願書或無法清楚表達其意願者：由家屬簽署「不施行心肺復甦術同意書」（DNR,Do Not Resuscitate）、「不施行維生醫療同意書」。

• 申請步驟

1、索取「預立安寧緩和醫療暨維生醫療抉擇意願書」

可到臺灣安寧照顧協會網站下載，或各大醫院社工室等相關單位索取。

2、尋找見證人

3、需年滿二十歲，且具備完全行為能力，並非意願人實施安寧緩和醫療及執行維生醫療抉擇之醫療機構的相關人員，如：醫師、護理師、看護等等。

只要符合上述三點，親人、朋友都是可以擔任見證人的！

4、寄回紙本，完成申請

意願書填寫完畢後，請影印副本自行存留，將正本寄送至台灣安寧照顧協會（新北市淡水區民生路四十五號）。

建議平時就讓家人知道自己的決定，避免家人完全不知情而要求醫生實施多餘的急救。這是一個幫自己決定的醫療抉擇，如果你有任何疑慮，可以撥打台灣安寧照顧協會免付費專線 0800-220-927 或到各大醫院門診、社工室諮詢。

相關文件下載處

附錄1 長照資源總整理

長照專線：1966

失智症關懷專線：0800-474-580

家庭照顧者關懷專線：0800-507-272

安心專線：1925（依舊愛我）

生命線：1995

張老師：1980

更年期諮詢專線：0800-005-107

全國自殺防治中心：02-2381-7995

衛服部長照服務資源地圖

衛生福利部提供的網站地圖，可使用地圖就近尋找家中附近的長照服務據點，讓長輩能在自己熟悉的環境「在地老化」。

網址：ltcpap.mohw.gov.tw/public/index.html

臺灣長期照顧管理中心一覽表

出處：衛生福利部

基隆市長期照顧管理中心	02-2434-0234	基隆市安樂路二段１６４號前棟５樓
臺北市長期照顧管理中心	02-2537-1099	臺北市中山區錦州街 ２３３ 號
新北市長期照顧管理中心	02-2968-3331	新北市板橋區中正路１０號５樓
桃園市長期照顧管理中心	03-332-1328	桃園市桃園區縣府路５５號
新竹市長期照顧管理中心	03-535-5283 03-535-5287	新竹市中央路２４１號１０樓
新竹縣長期照顧管理中心總站	03-551-8101 轉 5210 ~ 5221	新竹縣竹北市光明六路１０號Ｂ棟４樓
苗栗縣長期照顧管理中心	037-559-316	苗栗縣苗栗市府前路１號５樓
臺中市長期照顧管理中心	04-2515-2888	臺中市豐原區中興路１３６號
彰化縣長期照顧管理中心	04-727-8503	彰化縣彰化市曉陽路１號５之６樓
雲林縣長期照顧管理中心	05-535-2880	雲林縣斗六市府文路２２號
南投縣長期照顧管理中心	049-220-9595	南投縣南投市復興路６號
嘉義市長期照顧管理中心	05-233-6882	嘉義市西區德明路１號
嘉義縣長期照顧管理中心	05-362-5750	嘉義縣太保市祥和二路東段３號

臺南市長期照顧管理中心	06-293-1232	臺南市安平區中華西路二段３１５號６樓
高雄市長期照顧管理中心	07-713-4000 轉 5811~5818	高雄市苓雅區凱旋二路１３２之１號５樓
屏東縣長期照顧管理中心	08-766-2900	屏東縣屏東市自由路５２７號
臺東縣長期照顧管理中心	089-330-068	臺東縣臺東市博愛路３３６號１樓
花蓮縣長期照顧管理中心	03-822-6889	花蓮縣花蓮市文苑路１２號３樓
宜蘭縣長期照顧管理中心	03-935-9990	宜蘭縣宜蘭市聖後街１４１號
澎湖縣長期照顧管理中心	06-926-7242 06-927-2162 轉 266 ～ 269	澎湖縣馬公市中正路１１５號
金門縣長期照顧管理中心	082-334-228	金門縣金湖鎮新市里中正路１之１號４樓
連江縣長期照顧管理中心	083-622-095 轉 8830 ～ 8838	連江縣南竿鄉復興村２１６號

家庭照顧者各地支持服務據點

出處：www.familycare.org.tw/service/10736

社團法人台灣信望愛長照福利協會	02-2425-1695	基隆市中山區中山一路１２１號５樓
財團法人台北市中國基督教靈糧世界佈道會士林靈糧堂老人服務中心	02-2838-1571	臺北市士林區忠誠路二段５３巷７號５樓

臺北市婦女新知協會	02-2311-4678	臺北市中正區重慶南路一段121號5樓之14
新北市家庭照顧者關懷協會	02-2921-2889	新北市永和區水源街27巷6號2樓
中華民國紅十字會台灣省桃園縣支會	03-485-5785	桃園市楊梅區大模街10號2樓
財團法人老五老基金會	03-579-4009	新竹市東區安康街5巷1號3樓
新竹縣蒲公英關懷弱勢權益促進協會	03-555-3227	新竹縣竹北市新泰路92號2樓
社團法人苗栗縣銀髮族照顧協會	037-638-962	苗栗縣竹南鎮新南里公園一街2號
社團法人中華民國紅十字會台灣省台中市支會	04-2222-2411	臺中市中區綠川西街145號7樓(第一廣場)
財團法人切膚之愛社會福利慈善事業基金會	04-723-8595	彰化市博愛街53巷85號
彰化縣白玉功德會	04-837-8009	彰化縣員林市至平街50巷39號
有限責任彰化縣大愛照顧服務勞動社	04-729-9927	彰化縣彰化市光復路25號
社團法人南投縣青年返鄉服務協會	049-223-3325	南投市建國路196號
社團法人南投縣左岸成長學苑關懷協會	049-224-8740	南投市大同街13號3樓
社團法人雲林縣老人福利保護協會	05-551-6286	雲林縣斗六市虎溪路23之1號
戴德森醫療財團法人嘉義基督教醫院	05-234-8836	嘉義市自由路426號
財團法人伊甸社會福利基金會	05-286-0065	嘉義市西區貴州街123號
財團法人嘉義縣私立瑞泰社會福利基金會	05-259-2685	嘉義縣番路鄉新福村許厝22號
社團法人大臺南熱蘭遮失智症協會	06-2087203	臺南市東區林森路二段500號C棟一樓

高雄市家庭照顧者關懷協會	07-322-5005	高雄市三民區漢口街１３７號
財團法人濟興長青基金會	07-611-5206	高雄市燕巢區橫山路７２號
財團法人台灣省私立孝愛仁愛之家	08-788-2351	屏東縣潮州鎮四維路１８９巷１３號
財團法人屏東縣私立椰子園老人養護之家	08-762-1111 轉 339	屏東縣長治鄉繁昌村振興路１６之９號
社團法人屏東縣躍愛全人關懷協會	08-751-7858	屏東市華盛街４１號
宜蘭縣社區照顧促進會	03-938-1371	宜蘭縣壯圍鄉中央路２段２６５號
花蓮縣家庭照顧者關懷協會	03-822-3685	花蓮縣花蓮市府前路５之１０號
天主教花蓮教區醫療財團法人台東聖母醫院	089-322-833	臺東市杭州街２號
財團法人平安社會福利慈善事業基金會	06-993-3531	澎湖縣馬公市西文里新生路３５１號２樓
社團法人澎湖縣社會扶助關懷協會	06-921-1165	澎湖縣馬公市文學路２６３號

輔具資源中心

出處：relive.tw/taiwan-assistive-technology-map/

亦可參考輔具資源入口網：newrepat.sfaa.gov.tw/

臺北市輔具資源中心	02-7713-7760	臺北市中山區玉門街1號
	02-2720-7364	臺北市中山區長安西路5巷2號2樓
	02-2720-7364 02-7713-7533	臺北市信義區信義路五段150巷310號1樓
新北市輔具資源中心	02-8286-7045	新北市蘆洲區集賢路245號9樓
基隆市輔具資源中心	02-2469-6966	基隆市中正區新豐街251巷2弄5號2樓
桃園市輔具資源中心	03-368-3040 03-373-2028	桃園市八德區介壽路二段901巷49弄91號
新竹市輔具資源中心	03-562-3707	新竹市竹蓮街6號1樓
新竹縣輔具資源中心	03-555-1102 轉 207	新竹縣竹北市中山路220號
宜蘭縣輔具資源中心	03-935-5583 轉 21~23	宜蘭市同慶街95號5樓（宜蘭縣社會福利館）
苗栗縣輔具資源中心	037-268-462	苗栗縣苗栗市經國路四段851號

臺中市輔具資源中心	04-2531-4200	臺中市潭子區中山路二段２４１巷７號
	04-247-1535 轉 1177	臺中市南屯區東興路一段４５０號
	04-2662-7152	臺中市沙鹿區成功西街８號２樓
南投縣輔具資源中心	049-242-0338 049-242-0390	南投縣埔里鎮八德路１７號
彰化縣輔具資源中心	04-896-2178	彰化縣二林鎮中西里二城路７號
	04-722-9767	彰化縣彰化市中興路１３４號１樓
	04-883-6311	彰化縣田尾鄉北曾村福德巷３４３號
雲林縣輔具資源中心	05-533-9620	雲林縣斗六市府文路２２號１樓
嘉義市輔具資源中心	05-285-8215	嘉義市玉康路１６０號
	05-225-4844	嘉義市體育路２之３號
嘉義縣輔具資源中心	05-279-3350	嘉義縣竹崎鄉灣橋村石麻園３８號
台南市輔具資源中心	06-209-8938	臺南市東區林森路二段５００號
	06-579-0636	臺南市官田區隆田里中華路一段３２５號
高雄市北區輔具資源中心	07-622-6730 轉 145	高雄市岡山區公園東路１３１號
	07-710-0366	高雄市鳳山區光復路二段１２０號３樓
	07-662-5695	高雄市旗山區中正路１２３號

高雄市南區輔具資源中心	07-366-1737	高雄市楠梓區德民路172號
	07-815-4414	高雄市前鎮區翠亨北路392號
	0979-133-161	高雄市鳥松區大埤路123號
屏東縣輔具資源中心	08-736-5455	屏東市建豐路180巷35號1樓
	08-789-3525	屏東縣潮州鎮天文街34號
花蓮縣輔具資源中心	03-823-7331	花蓮市順興路3號
台東縣輔具資源中心	089-232-263	臺東市仁七街83號
澎湖縣輔具資源中心	06-926-2740	馬公市同和路33號地下1樓
金門縣輔具資源中心	082-333-629	金門縣金湖鎮瓊徑路35號

附錄2 全台社區心理衛生中心

以下為全臺負責民眾心理健康的衛生局社區心理衛生中心諮詢電話，民眾可電話詢問心理諮商相關問題及付費方式（各縣市不盡相同），可以預約和心理師面談時間。

基隆市社區心理衛生中心	02-2430-0195	基隆市安樂區安樂路二段164號前棟5樓

臺北市社區心理衛生中心	02-3393-6779	臺北市金山南路一段5號
新北市社區心理衛生中心	02-2257-2623	新北市板橋區英士路192號之1，3樓
桃園市社區心理衛生中心	03-332-5880	桃園市縣府路55號
新竹市社區心理衛生中心	03-523-4647	新竹市集賢街三號
新竹縣社區心理衛生中心	03-656-7138	新竹縣竹北市光明七街1號2樓
苗栗縣社區心理衛生中心	03-755-8350	苗栗縣後龍鎮光華路371號
臺中市社區心理衛生中心	04-2515-5148	臺中市豐原市中興路136號
彰化縣社區心理衛生中心	04-712-7839	彰化縣彰化市中山路二段162號2樓
南投縣社區心理衛生中心	049- 222-4464	南投縣南投市復興路6號
嘉義市社區心理衛生中心	05-232-8177	嘉義縣德明路1號
臺南市社區心理衛生中心	06-635-7156	臺南市新營區東興路163號
高雄市社區心理衛生中心	07-713-4000	高雄市苓雅區凱旋二路132號
屏東縣社區心理衛生中心	08-737-0123	屏東縣自由路272號
宜蘭縣社區心理衛生中心	03-932-2634	宜蘭縣　宜蘭市女中路二段287號
澎湖縣社區心理衛生中心	06-927-2162 轉 122	澎湖縣馬公市中正路115號
金門縣社區心理衛生中心	08 337-521 轉 123 或 126	金門縣金湖鎮中正路1之1號4樓
連江縣社區心理衛生中心	083-622-095 轉 103	連江縣南竿鄉復興村216號

解開照護枷鎖

人生必修的長照課，照顧家人你一定要知道的事

作　者　陳乃綾
編　輯　徐詩淵
校　對　吳雅芳、黃勻薔、陳乃綾
美術設計　劉庭安

發行人　程顯灝
總編輯　呂增娣
主　編　徐詩淵
編　輯　鍾宜芳、吳雅芳、黃勻薔
美術主編　劉錦堂
美術編輯　吳靖玟、劉庭安
行銷總監　呂增慧
資深行銷　謝儀方、吳孟蓉
發行部　侯莉莉
財務部　許麗娟、陳美齡
印　務　許丁財
出版者　四塊玉文創有限公司

總代理　三友圖書有限公司
地　址　106台北市安和路二段二一三號四樓
電　話　(02) 2377-4155
傳　真　(02) 2377-4355
E-mail　service@sanyau.com.tw
郵政劃撥　05844889 三友圖書有限公司

總經銷　大和書報圖書股份有限公司
地　址　新北市新莊區五工五路二號
電　話　(02) 8990-2588
傳　真　(02) 2299-7900

製版印刷　卡樂彩色製版印刷有限公司

初　版　二〇一九年九月
定　價　新台幣三二〇元
ISBN　978-957-8587-91-5（平裝）

國家圖書館出版品預行編目(CIP)資料

解開照護枷鎖：人生必修的長照課，照顧家人你一定要知道的事 / 陳乃綾作. -- 初版. -- 臺北市：四塊玉文創, 2019.09
面；　公分
ISBN 978-957-8587-91-5 (平裝)

1.長期照護 2.居家照護服務 3.照顧者

419.71　　108014485

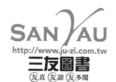

SANYAU
http://www.ju-zi.com.tw
三友圖書
友直 友諒 友多聞

廣　告　回　函
台北郵局登記證
台北廣字第2780 號

地址：附錄　　縣/市　　　　鄉/鎮/市/區　　　　路/街

段　　巷　　弄　　號　　樓

SANYAU

三友圖書有限公司 收

SANYAU PUBLISHING CO., LTD.

106　台北市安和路2段213號4樓

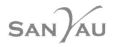

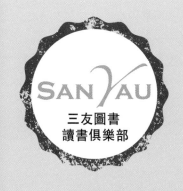

親愛的讀者：

感謝您購買《解開照護枷鎖：人生必修的長照課，照顧家人你一定要知道的事》一書，為感謝您對本書的支持與愛護，只要填妥本回函，並寄回本社，即可成為三友圖書會員，將定期提供新書資訊及各種優惠給您。

姓名 ______________________ 出生年月日 ______________________

電話 ______________________ E-mail ______________________

通訊地址 ______________________

臉書帳號 ______________________

部落格名稱 ______________________

1 年齡

□18歲以下 □19歲～25歲 □26歲～35歲 □36歲～45歲 □46歲～55歲
□56歲～65歲 □66歲～75歲 □76歲～85歲 □86歲以上

2 職業

□軍公教 □工 □商 □自由業 □服務業 □農林漁牧業 □家管 □學生
□其他 ______________________

3 您從何處購得本書？

□博客來 □金石堂網書 □讀冊 □誠品網書 □其他 ______________________
□實體書店 ______________________

4 您從何處得知本書？

□博客來 □金石堂網書 □讀冊 □誠品網書 □其他 ______________________
□實體書店 ______________________ □FB（四塊玉文創／橘子文化／食為天文創 三友圖書——微胖男女編輯社）
□好好刊（雙月刊） □朋友推薦 □廣播媒體

5 您購買本書的因素有哪些？（可複選）

□作者 □內容 □圖片 □版面編排 □其他 ______________________

6 您覺得本書的封面設計如何？

□非常滿意 □滿意 □普通 □很差 □其他 ______________________

7 非常感謝您購買此書，您還對哪些主題有興趣？（可複選）

□中西食譜 □點心烘焙 □飲品類 □旅遊 □養生保健 □瘦身美妝 □手作 □寵物
□商業理財 □心靈療癒 □小說 □其他 ______________________

8 您每個月的購書預算為多少金額？

□1,000元以下 □1,001～2,000元 □2,001～3,000元 □3,001～4,000元
□4,001～5,000元 □5,001元以上

9 若出版的書籍搭配贈品活動，您比較喜歡哪一類型的贈品？（可選2種）

□食品調味類 □鍋具類 □家電用品類 □書籍類 □生活用品類 □DIY手作類
□交通票券類 □展演活動票券類 □其他 ______________________

10 您認為本書尚需改進之處？以及對我們的意見？

____

感謝您的填寫，

您寶貴的建議是我們進步的動力！